Lena Holfve

ÄNTLIGEN FRI FRÅN UTMATTNING!

Före detta sjuka,
flera sen femton år, berättar...

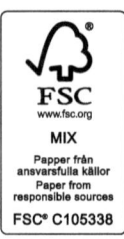

© Lena Holfve 2022
ISBN: 978-91-8027-524-8

Förlag: BoD – Books on Demand, Stockholm, Sverige
Tryck: BoD – Books on Demand, Norderstedt, Tyskland

Av Lena Holfve tidigare utgivet:

Äntligen fri från utmattning! E- och ljudbok (2022) Axiell
Utmattning & Sömnlöshet, e-bok, ljudbok (2020) Axiell
Utmattning & Sömnlöshet, mjuk bok, (2020) Bod
Sömnlös - Fri från sömnstörning! Ljudbok (2021) Axiell
2019 - Sett med Lenas ögon, mjuk bok (2020) Publit
Utmattad – Fri från hjärndimma! Ljudbok (2020) Axiell
Älska Lagom, e-bok (2019) Axiell
Utmattad Fri från hjärndimma, ljudbok (2019) Axiell
Parasitfri (2018) BoD
Mögelförgiftad (2018) BoD
Sömnlös - Fri från sömnstörning! (2018) BoD
Utmattad – Fri från hjärndimma! (2017) BoD
Är barn allt, e-bok och ljudbok (2017) SAGA Egmont
Häktad på sagolika skäl (2017) SAGA Egmont
Mordet på Törnrosa (2017) SAGA Egmont
Botten Upp (2017) BoD
Det händer aldrig mig (1997) Bilda Förlag
Är barn allt? (1992) Rabén&Sjögren
Botten upp (1989) Rabén&Sjögren
Utanför (1989) Rabén&Sjögren
Könskriget (1988) Rabén&Sjögren
Fyy 17! (1987) Rabén&Sjögren
Mordet på Törnrosa (1985), Rabén&Sjögren
Ett Södermalm som gör dig varm (1984), Swedmedia
Häktad på sagolika skäl (1984) Rabén&Sjögren
Älska lagom (1984) Rabén&Sjö

Innehållsförteckning

FÖRORD 1

ANNA ÄR HELT ÅTERSTÄLLD 4

HUR ÄR DET NU 5 ÅR SENARE? 5

SNART FRISK/PÅ VÄG ATT BLI FRISK.. 6

HUR ÄR DET NU, ANN-CHARLOTTE?.. 8

KLÅDA ÄR LEVERNS SPRÅK.. 9

KRISTINA HAR ETT NYTT LIV 10

"UTMATTNING" ÄR ETT LARM SOM GÅR 17

SYMTOMKARTAN 20

CARINA, INSJUKNADE 2014.. 21

FYSISKA, INTE PSYKISKA ORSAKER.. 23

VI BÖRJAR LETA EFTER ROTORSAKEN I KURS 3 24

CAROLA, FORTFARANDE FRISK? 25

SYMTOMEN FÖRDUBBLAR SIG SNABBT....................................... 29

I JUNI 2018 SKREV MARITA 30

JAG FRÅGADE, I APRIL -22, HUR DET ÄR 32

HUR SER PROBLEMEN UT?.. 33

INGEN SER HELHETER! 35

MIAS HISTORIA ÄR VANLIG 37

MÖGEL ÄR ALLTSÅ VÄLDIGT VANLIGT SOM ROT................... 41

MARIE GADD HAR FÅTT LIVET ÅTER 43

JAG FRÅGADE SOFIA STARK SAMMA SAK.................................... 45

VI HAR EGNA LÄKARE VIA SKYPE.. 47

KAN VI GARANTERA ATT MAN BLIR FRISK? 49

KERALA HAR EN RÄTT STOR HÄLSOTURISM 51

EN MAKE TALAR UT 54

DET HAR BLIVIT MODE ATT ÄTA KOSTTILLSKOTT 56

VERKLIGHETEN: 58

I BÖRJAN AV 2000-TALET VAR DE EN MILJON 59

INTERNATIONELLA SYMTOMLISTAN 60

SJUKSKRIVEN I SEX ÅR 61

JAG MINNSMMITT FÖRSTA MINNE DÄR JAG KÄNDE WOW! 62

JEANETTE I APRIL 2022 63

JEANETTES MAMMA 66

HUR ÄR DET NU? 67

MONIKA ÄR NUMERA FRISK 69

BERIT ROTH VILL GE SJUKDOMEN ETT ANSIKTE 71

HUR ÄR DET MED DE SOM LÄMNAT OSS? 73

JAG SJÄLV FRISKSKREVS VÅREN 2016 77

DE VET INTE, MED ANDRA ORD 79

INTE ORSAKER ALLS, DET ÄR SYMPTOM 80

SJUK I 17 ÅR, NU FÖRELÄSARE 83

OBEHAGLIG ERFARENHET 93

JAG BLEV VARNAD 96

HUMANITÄR STORMAKT? 98

UMS-AMBASSADÖRERNA 100

Förord

Martina ville att jag skulle dela hennes historia:

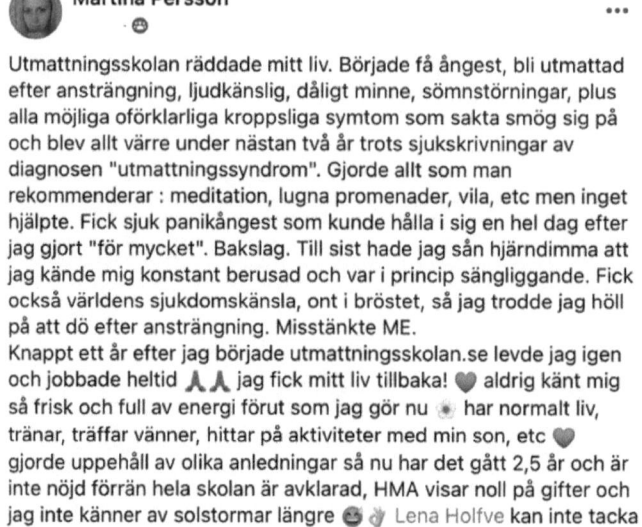

Martina Persson •••

Utmattningsskolan räddade mitt liv. Började få ångest, bli utmattad efter ansträngning, ljudkänslig, dåligt minne, sömnstörningar, plus alla möjliga oförklarliga kroppsliga symtom som sakta smög sig på och blev allt värre under nästan två år trots sjukskrivningar av diagnosen "utmattningssyndrom". Gjorde allt som man rekommenderar : meditation, lugna promenader, vila, etc men inget hjälpte. Fick sjuk panikångest som kunde hålla i sig en hel dag efter jag gjort "för mycket". Bakslag. Till sist hade jag sån hjärndimma att jag kände mig konstant berusad och var i princip sängliggande. Fick också världens sjukdomskänsla, ont i bröstet, så jag trodde jag höll på att dö efter ansträngning. Misstänkte ME. Knappt ett år efter jag började utmattningsskolan.se levde jag igen och jobbade heltid 🙏🙏 jag fick mitt liv tillbaka! 💜 aldrig känt mig så frisk och full av energi förut som jag gör nu ☀ har normalt liv, tränar, träffar vänner, hittar på aktiviteter med min son, etc 💜 gjorde uppehåll av olika anledningar så nu har det gått 2,5 år och är inte nöjd förrän hela skolan är avklarad, HMA visar noll på gifter och jag inte känner av solstormar längre 😊 🍰 Lena Holfve kan inte tacka dig tillräckligt! 🙏💜 Dela gärna min historia ☀

Martina beskriver väl hur sjuk och rädd man är, därför att man inte förstår vad som händer. Det ser vi hela tiden att så snart sjuka får dels hopp, dels börjar lämna tron på att det är obotligt och psykiskt, försvinner den ödesdigra rädslan, som vi vet har drivit människor in i döden via självmord.

Jag tackade Martina för den rapporten, hon är en av många mögelförgiftade, och jag minns känslan när man blir frisk, eftersom jag har varit enormt sjuk själv. Min egen rot var aluminium och parasiter. Jag startade Utmattningsskolan.se i juli år 2016 av en ren slump. Till min förvåning hade en text som jag hade skrivit om utmattning delats av tusentals människor på Facebook. Jag skapade därför en grupp, och bad intresserade ansluta sig, och vi blev genast flera hundra, och jag utredde varför min artikel hade blivit delad. Jag förstod rätt snart att det berodde på att jag hade botats från utmattning. Jag frågade ut dem, insåg att en utbildning behövs, och jag skrev kurs 1, och medan de gick den skrev jag kurs 2, och de övriga, totalt nio avsnitt.

Nu snart sju år senare har vi mängder med före detta sjuka, som idag är helt återställda, och några av dem talar ut i boken. I Sverige tolkas symtomen ofta som "psykisk ohälsa", men jag själv blev aldrig utsatt, och blev helt återställd i Asien, där man vet att det hela är rent fysiskt. Metoderna har jag återskapat, och försvenskat en aning, men de är godkända av läkarna som vi samarbetar med.

Vi har lärt oss en hel del under åren, och mycket är generellt för alla drabbade. Metallförgiftningar liksom mögel är en gigantiskt stor orsak till diagnosen "utmattningssyndrom".

Ögonen släcks, och man orkar inget, minns mycket uselt, saknar ofta närminne helt, kan inte läsa, inte räkna, och det beror på in flammationen i hjärnan. Jag minns, konstigt nog, den gången då jag såg ett par bilnycklar i hallen. Hade jag en bil? Och om jag nu har en... var står den? Hur ser den ut???

Många har frågat mig under de gångna sex åren varför vi inte har annonserat eller på annat sätt agerat. Jag visste från starten att jag hade blivit frisk av metoderna, och att det höll, men det är först nu vi vet att de fungerar kollektivt och att resultaten är hållbara, nu när vi har gamla medlemmar som har varit friska i 2–5 år, och ofta efter 4–17 års sjukskrivningar. Metoden är rätt enkel; eliminera hjärndimman, så man kan tänka, få ordning på sömnen i en giftfri miljö, för att få orken tillbaka, och börja sen leta efter rotorsaken, med hjälp av symtomlistor och labb utomlands, och vi sänder dem biologiskt material.

Till boken hör ett antal videos, som finns i en egen spellista på YouTube.

Norra Cypern i juni 2022

Författare Lena Holfve

Anna är helt återställd

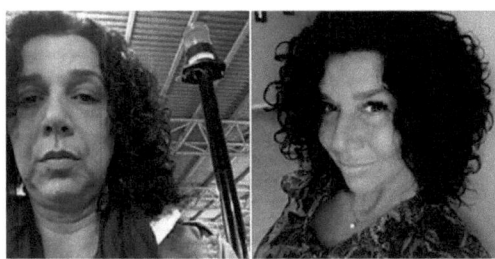

Anna hade en metallförgiftning, precis som jag själv, och som du ser på bilden är hon nu återställd, och den som ser sig om i T-banan kommer att få se många "Anna", så som hon upplevs till vänster; slut, sjuk, uppsvullen, trött, less samt långtidssjukskriven, och med en obeskrivlig hjärndimma.

Anna tillhör de medlemmar som fotade sig före och efter avgiftningen, och som därmed bidrar stort till att vi kan förmedla kunskaperna till nya.

Det syns inte alltid utanpå men man är obeskrivligt sjuk.

2 exempel på att minnet och hjärnan börjar komma tillbaka. Den ena slog mig precis! 1- kommer ihåg vår portkod efter att ha varit borta i 3v (3 VECKOR) 😊😆 2- jag läste en kortare text om en studie som gjorts och kunde återge den i stora drag, kom ihåg viktiga delar och kunde lämna en tydlig bild av vad den innehöll 💜💜💜 alltså! Som jag har saknat min hjärna!

Hur är det nu 5 år senare?

Det har varit mycket roligt för mig att kontakta gamla medlemmar, som har varit friska länge, och som är igenom hela UMS-metoden.

Anna svarade då jag frågade i april 2022:

"Jag är helt återställd, jobbar heltid som undersköterska och till hösten ska jag börja studera till specialistundersköterska på en högskola. Detta tack vare Útmattningsskolan.se och det är jag evigt tacksam för.

Jag tränar spinning ett par gånger i veckan. Har energi och är i balans just nu. Ibland faller jag lite men har lärt mig mycket från skolan och klarar att ta mig tillbaka.

Jag är dig evigt tacksam för allt och det glömmer aldrig den fantastiska hjälp jag fick från dig och Utmattningsskolan."

Snart frisk/på väg att bli frisk

Ann-Charlottes text är en kommentar på nätet men hon har även uttalat sig i pressen:,"Jag har fått tre utmattningsdiagnoser 2001, 2002 och 2010 men blev sjuk långt innan dess.

Jag har alltså varit sjuk i drygt 20 år och har fortsatt vara sjuk trots att jag har:

– gått kurs i stresshantering och därefter

– regelbundet gör avslappningsövningar mm

– promenader, träning mm

– ätit SSRI, TRE gånger– Kognitiv beteendeterapi, två gånger

– ätit de bästa kosttillskott och naturmedel som rekommenderas vid utmattning

– och ändå blev jag aldrig frisk, trots att jag var en "duktig patient".

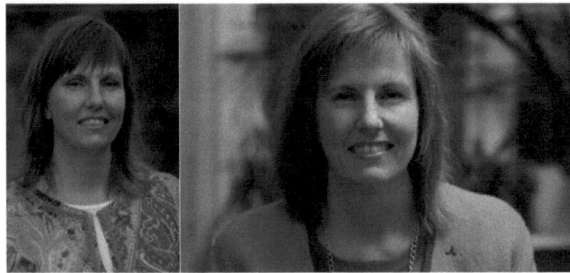

I många år kunde jag inte läsa och förstå skönlitteratur. Jag började i Utmattningsskolan för drygt ett år sedan och jag har, tack vare guldmjölken, blivit av med det mesta av "hjärndimman" som den

kallas och numera läser jag vetenskapliga och medicinska artiklar på engelska och förstår mycket.

Jag är på väg att bli frisk, helt och hållet tack vare att Lena Holfve startade Utmattningsskolan.se.

Fotot till vänster togs på eftermiddagen i maj 2015, det var innan jag hittade till Utmattningsskolan, och här syns det tydligt hur trött jag var, för jag lyckas inte riktigt le trots att det var porträttfotodags.

Hur är det nu, Ann-Charlotte?

Jag kontaktade Ann-Charlotte i april 2022, och som började i UMS år 2017, och frågade vilken rotorsak hon hade.

- Parasiter hade jag och blev av med efter UMS parasitkurs i december 2018. Medicinförgiftning var en rot, och det var skönt att bli av med medicinen sommaren 2018. En rotfylld tand + svag kvicksilverförgiftning är nog mina första och största rotorsaker, men den borde snart vara väck efter försiktig och noggrann amalgamsanering förra året, allt betalt av Region Västerbotten (!).

Sedan tror jag att solskyddskräm var en liten rot, och numera använder jag bara snälla produkter på huden, liksom i maten och till rengöring och tvätt.

Vanlig deodorant fick jag en hemsk klåda av och det tog ett halvt år att hitta en deodorant utan aluminium som jag inte luktade skunk av men nu är det hur bra som helst. Jag hade också problem med torra slemhinnor överallt och har ibland problem med en vagel i ögat men alla problem försvann när jag gick över till bara snäll naturlig olja.

Nu använder jag antingen Lips Organic Intimate Oil eller Weleda babyolja och sedan jag helt slutade med alla typer av intimtvål och så vidare och gick över till enbart olja och vatten så är alla problem borta.

Klåda är leverns språk

Ann-Charlotte berättade att hon fick klåda, och det är leverns språk. Ångest, oro, panikattacker och klåda är leverns sätt att meddela att den är i knipa.

Det jag har lärt mig under de sex år, vi går in i vårt sjunde i juli 2022, som UMS har funnits är att de som tar programmet på allvar, och går igenom det nära nog i detalj, är de som också blir snabbast samt hållbart återställda.

Kristina har ett nytt liv

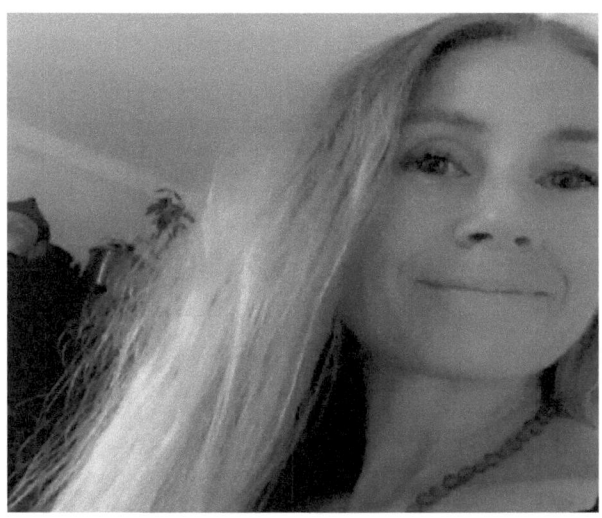

Hösten 2016 hittade jag UMS (Utmattningsskolan.se) när Lena precis hade kickat i gång på Facebook. För mig var UMS något som jag direkt kände tilltalade mig på många olika sätt. Att läka kroppen på naturlig väg har alltid varit något som jag trott på och som känns rätt för mig. Lena har skapat ett otroligt bra "steg-för-steg" program (skola) som är möjligt att följa och ta del av även för de med hjärndimma och kognitiv nedsättning.

För mig var aldrig medicinering ett alternativ även om jag ofta erbjöds det vid mina läkarbesök. Ibland tackade jag ja till att de skrev ett recept på sömnmedicin eller stämningshöjande preparat, men det var aldrig något jag ens tänkte tanken på att hämta ut och använda. Det var mest för att slippa diskussion som jag sa okej.

Men för mig har det aldrig känts "rätt" att "knapra piller" då jag anser att dessa (om du har tur) endast dämpar symptom men hjälper föga mot det som är orsaken till att du inte mår bra. Jag var dessutom inte deprimerad. Jag var extremt trött och kroppen och hjärnan fungerade inte. Livsviljan och lusten att göra saker hade jag även om jag emellanåt var förtvivlad över min situation. Så jag kunde inte se varför jag skulle äta "lyckopiller". Jag tror dessutom att orsaken kan förvärras i långa loppet av att du medicinerar för att dämpa de symptom som kommer med en utmattning.

De flesta som levt med utmattning under en längre tid känner nog igen sig i att man börjar söka efter olika lösningar och alternativ som skulle kunna vara det som hjälper en att bli frisk och bli sitt gamla jag igen. Man känner sig väldigt ensam, hjälplös, utlämnad och många gånger har man testat allt möjligt som inte har hjälpt.

Som utmattad är man fast i sitt utmattningsfängelse och måste ofta kämpa med både sjukvården, Försäkringskassan, Arbetsför-medlingen, omgivningen och i värsta fall om du har otur även anhöriga. Det är ett "tillstånd" som inte syns på dig på samma sätt som om du har brutit armen. Du vet när man kan se på dig att du är "handikappad" och inte kan göra det du i vanliga fall kan. Även om man kan ha tur och som jag ha en fantastisk familj som stöttar och har förståelse är det omöjligt att förstå om man inte upplevt utmattning själv.

När jag var som sjukast kunde jag inte läsa, jag kunde inte föra längre samtal utan att börja sluddra och "tappa tråden", jag var så enormt trött fysisk så jag var tvungen att vila direkt efter att jag ätit frukost. Att laga mat var en utmaning då det de olika momenten som skulle samordnas var så obegripliga och tog sådan kraft av min hjärna att jag ofta brände vid maten och/eller började gråta. Om jag åkte för att handla mat kunde jag vara så utmattad i flera dagar efteråt att jag inte orkade göra något annat än att ligga i sängen.

Om jag hade träffat någon bekant i affären mindes jag det knappt och kunde absolut inte komma ihåg vad jag hade pratat om. Efter klockan 12 varje dag började jag känna mig som om jag var onykter. Jag fick sämre balans och blev yr. Så såg livet ut ända fram tills några veckor efter att jag hittat UMS och börjat följa de olika stegen i skolan.

Det som fick mig att fatta att jag hittat något som faktiskt skulle kunna ta mig ur min sjukdom var GULDMJÖLKEN! Det tog inte många veckor efter att jag druckit guldmjölk varje kväll, tills jag började få tillbaka min hjärna och mina kognitiva förmågor. Det gick nästan lite overkligt fort. Lyckan när jag insåg att jag kunde läsa längre texter, komma ihåg dessa och dessutom återge en text för min man om jag hade läst något intressant, det var helt fantastiskt.

Så jag följde UMS steg för steg i 9 månader. Eftersom Guldmjölken med dess ingredienser är antiinflammatoriskt och hjärndimma beror på att man har en inflammation i hjärnan så fick jag tillbaka mig själv nästan helt och hållet mentalt. Men kroppen var fortfarande trött och jag begränsades av att jag blev trött av fysisk aktivitet. I huvudet var jag pigg och hade massor med glädje och livsvilja efter att återigen fungera normalt men livet var fortfarande begränsat då kroppen inte orkade.

Att det var svårt att bli återställd på egen hand berodde på att jag bland annat hade en tungmetallförgiftning samt en del brister av olika slag. Om man följer UMS-metoden får man så småningom läsa om i kurs 3 att man kan göra en analys för att se om man har några brister eller om man har gifter i kroppen. Jag bestämde mig för att göra en analys och resultatet visade att jag hade skyhöga värden av uran i kroppen och jag hade för höga halter av beryllium. Näringsbristen berodde på att mina inre organ, lever, njurar, binjurar, tarmarna och hormonsystemet med mera inte längre fungerade som de skulle och kroppen helt enkelt inte kunde ta upp näring som den ska. Börjar ett organ att påverkas kommer andra organ och system och hela du påverkas på olika sätt eftersom allt är en helhet som ska fungera tillsammans. Eftersom de inre organen var så belastade av gifter behövde jag hjälp med att avgiftas för att kroppen skulle ha en chans att läka och fungera normalt igen. Det var då jag bestämde mig för att åka till Indien och få hjälp med den biten.

Att många idag hamnar i en utmattning som de inte kan ta sig ur är inte konstigt alls. Kroppen ska hantera allt som vi äter, dricker, andas i oss och smörjer på oss. Idag är det gifter, kemikalier och hormonstörande ämnen i luften, vattnet, maten, hudvårds-produkterna vi använder, rengöringsmedel, luftföroreningar från trafik och industrier, läkemedel och bekämpningsmedel. Listan kan göras lång. En av delarna i UMS hjälper dig att se till att du börjar byta ut så mycket du kan mot mat och produkter som är giftfria. Men när man under många år samlat på sig tillräckligt med gifter kan det vara nödvändigt att rena kroppen från dessa.

Tänk dig nu att du under lång tid belastat kroppen med mer gifter än den kunnat göra sig av med. Du kanske även lever i en miljö där det finns mögel vilket belastar kroppen ännu mer. Lägg till att du lever ett liv där det plötsligt eller under en längre tid funnits inre eller yttre stress som påverkar dig. Oavsett om det är inre stress eller yttre stress påverkar det dig både psykiskt och fysiskt. Det är för många "the straw that breaks the camel's back".

Stressen bryter snabbt ner dig ännu mer och plötsligt är utmattningen ett faktum. Många tror därför att det är stressen och

13

enbart den som är "boven", att utmattningen är psykisk och att du ska kunna vila dig frisk, få lättare arbetsuppgifter på din arbetsplats och att två månaders sjukskrivning ska göra susen. Men vi är tusentals som kan intyga att det är långt, långt ifrån vad som kommer att hjälpa en person med utmattning att läka och återfå sig själv. Hur många är vi inte som klandrat oss själva för att vi inte kan repa oss trots sex månaders sjukskrivning. Hur många är vi inte som förtvivlat i vår ensamhet och undrat vad det är för fel på just mig? Varför kan jag inte bli frisk, trots att jag kämpar, trots att jag testat så mycket för att bli pigg igen. Är jag knäpp, galen, dum, kommer det alltid vara så här, varför just jag, vad har jag gjort för fel?!

Hade det varit så enkelt att det bara berodde på att man stressat och tröttat ut sig under en längre tid, då hade nog allt det där med vila och så vidare hjälpt. Men det är svårt, jag skulle nog påstå att det är omöjligt att vila sig frisk från en förgiftning. När man väl förstått det är det lättare att inte längre vara så besviken, förtvivlad och frustrerad på sig själv. Nu har man fått en viktig insikt och kan börja jobba för sitt tillfrisknande på ett helt annat sätt.

Jag spenderade tre veckor på ett av de ayurvediska sjukhusen som UMS rekommenderar. Den upplevelsen bär jag med mig för resten av mitt liv och min plan är att återvända med jämna mellanrum resten av mitt liv. Där fick jag livet tillbaka. Det är ganska tufft det ska man vara medveten om. Man bör följa skolans olika steg till dess man kommer fram till att det är dags för att åka till Indien om man fortfarande behöver det då. Du behöver bygga upp dig för att orka göra resan men även på plats är det en rening av både kropp, knopp och själ. Det kan vara tufft men man är så otroligt omhändertagen av personalen. Man ska veta att det inte är en spa-resa som en del tror när jag berättar om det. Men det är helt fantastiskt.

Jag kom tillbaka från Indien i mitten av juni 2017 och i oktober 2017 fick jag en heltidsanställning på en arbetsplats där jag jobbade i fyra år.

Idag har jag sagt upp mig sedan ett halvår och har konstaterat att även om jag inte är sjuk som jag var 2016 när jag började skolan så är heltid inget för mig. Nu följer jag min dröm om att jobba med det jag brinner för vilket bland annat är att stötta andra som lever i utmattning eller har andra utmaningar psykiskt eller fysiskt. Om du läser det här vill jag gratulera dig till att du hittat hit och uppmuntra dig att följa skolan. Det här är din väg till tillfrisknande. Jag lovar. Skulle du läsa den här texten och inte ha utmattning så kan du ändå följa skolan och du kan ändå investera i dig själv och en hållbar hälsa för framtiden och åka till Indien till det ayurvediska sjukhuset. Lycka till!

(Spellistan på YouTube innehåller två videos om det Kristina skriver om.)

UMS samarbetar med en sjukhusgrupp om fem anläggningar men vi är alltid på deras minsta anläggning.

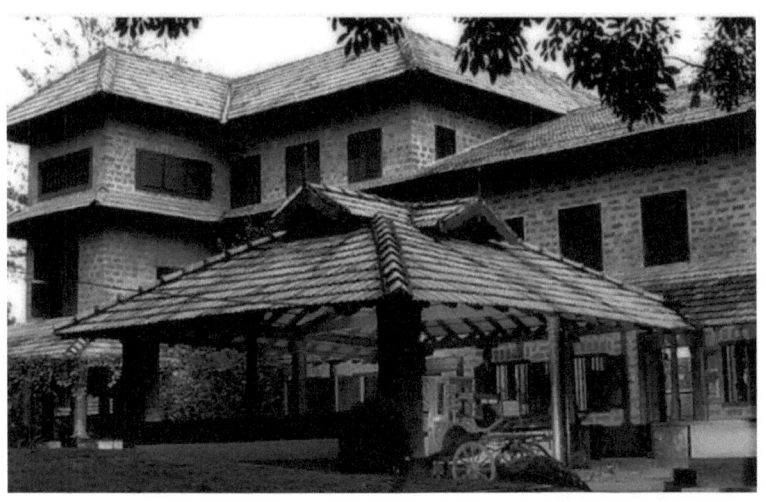

"Utmattning" är ett larm som går

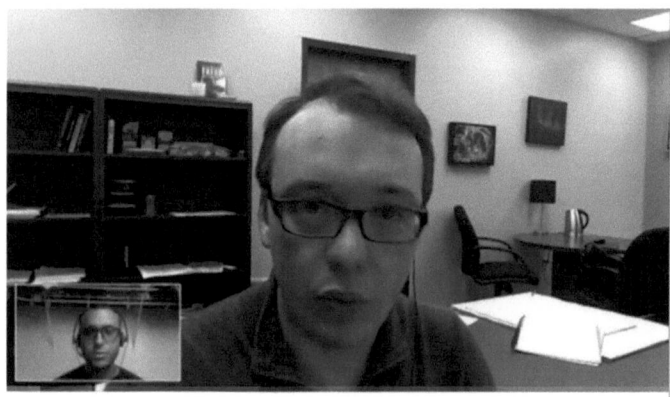

Dr. Jared Younger: Innovative Research on Neuroinflar ⌃

I spellistan på YouTube möter vi professorn och forskaren Dr Jared Younger, som meddelar vad vi inom UMS redan vet.

"Utmattning" är ett symtom, och inte en sjukdom, och bakom kan det ligga hur mycket som helst, som framkallat en inflammation i hjärnan, och som vi alla, som nu är friska, har letar rätt på rotorsaken till.

Vi har alla börjat med att läsa de internationella symtomlistorna för att den vägen se om vi känner igen symtomen.

Vi använder oss också av privata labb i Sverige, Tyskland, England och USA. Nån enstaka medlem har fått hjälp på sin vårdcentral, och sist var det en blyförgiftad som fick ta blyprover. Spåra mögel via urin gör vi alltså via laboratorium i London.

Citatet kommer ifrån en nyutexaminerad läkare, och det är som jag skrev i boken "Mögelförgiftad" på det viset att mögeltoxiner inte ingår i läkarutbildningen i Sverige, och USA har länge haft samma problem.

De har haft turen att ha Dr Shoemaker, som är som en tiger i frågan, och han har skapat utbildningar för läkare, och jag ska återkomma till honom.

Vi har verkat i sex år och har medlemmar som har hittat alla möjliga förgiftningar; allt ifrån mögel, nickel- koppar- aluminium- och uranförgiftningar med mera till borrelia, twar och parasiter.

För att bli frisk måste man hitta sin förgiftningsrot, och eliminera den, och innan det sker blir man i allmänhet bara sjukare och sjukare.

I Sverige kallas tillstånden ofta för "psykisk ohälsa" och behandlas ofta med psykofarmaka, terapi, och så vidare och det biter inte på mögel, parasiter eller uran och varför utländska studier, forskning, erfarenhet och kunskap aldrig når Sverige är /var helt obegripligt för mig under sommaren 2016.

Dr Jarred Younger är spetsforskare på CFS, neuroinflammation, smärta och trötthetssyndrom, och det finns många fler med samma kunskaper.

På utbildningen lärde vi att bara patienter med nedsatt immunförsvar (typ AIDS eller under cellgiftsbehandling) kan drabbas av mögelsjukdom. Det är bara de vi ska ta mögelprover på. Vad jag minns i alla fall. Och det pratas inget om mögel på medicinkliniken vad jag hört.

I mars 2022 publicerade Läkartidningen en artikel titlad

"Hjärntrötthet – ett osynligt gissel", och läser man den ser man att avståndet mellan inhemsk och internationell kunskap är avgrundsdjup.

De anser till exempel att hjärndimmans orsak är helt okänd. Vi måste alltså i nu läget vända oss utomlands om vi vill bli friska.

UMS-metoden är en import, jag blev frisk och är så att säga UMS-medlem nummer ett, och har tagit hem metoderna, som gjorde mig frisk, och nu har vi många som följt i mina fotspår och som också är det.

Jag själv friskskrevs i mars år 2016, och hade då upplevt hur det är att vakna förlamad, och hur det är att inte minnas sina barns namn, eller se bilen i ett litet dike, för jag hade glömt dra åt handbromsen på Coops parkering.

Jag ansågs ha arbetat för mycket, och gjorde mig av med tre friska bolag, helt i onödan. Vi har medlemmar som har uppmanats att skilja sig!

Symtomkartan

Högst upp ser vi symtomet "hjärninflammation" och den löser vi upp i kurs 1, och därefter kommer kurs 2 som har fokus på sömnen, och framför allt en ren sovmiljö.

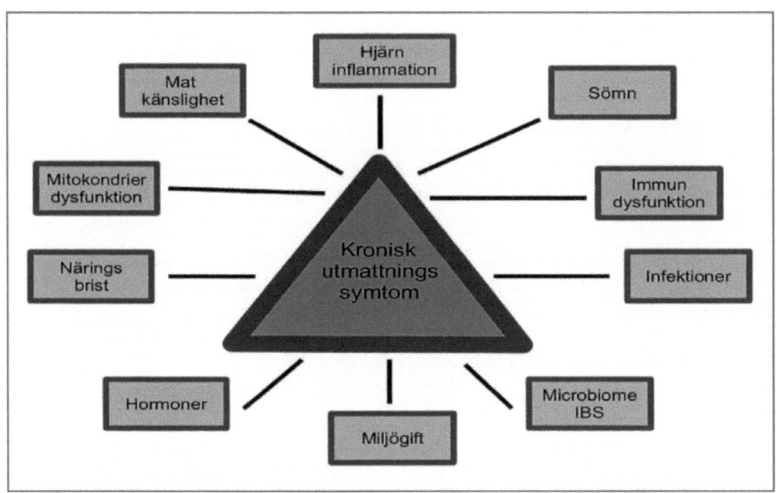

Vi använder oss av växter för att sanera sovrumsmiljön, bland mycket annat, och de flesta upplever kurs 2 som väldigt rolig. Dels är de av med hjärndimman, och kan tänka igen, dels har de förstått gifternas betydelser i sammanhanget. Hela UMS-metoden är uppbyggd runt denna karta.

Carina, insjuknade 2014

Carina är igenom programmet, och skrev år 2017 så här i UMS veterangrupp på Facebook, en grupp för de som har varit långtidssjukskrivna, så kallat "hopplösa fall".

Idag mår jag toppen, pendel-jobbar nu i en annan stad, intensivt med jobb en månad (mer än heltid), och en månad sedan hemma hos familjen. Dricker min guldmjölk, jobbar ännu med avgiftning (tungmetallerna och kemikalierna), håller en för mig god kost och äter endast få kost tillskott nu. Jag och min man undersöker nu vårt hus i jakt på mögel, ännu har vi inte hittat nåt.

Har ett huvud som är klart och minnet bättre än någonsin (frisk blev jag hemma), kroppen känns stark och samarbetsvillig. Jag är över 50 år, men är i bättre form än jag var som 30 åring.

Jag är så enormt tacksam att jag fick mitt liv tillbaka. Nu väntar jag med spänning på att få bli farmor, och att jag ska ha kraft och energi att leka med mitt barnbarn på ett sätt jag aldrig orkade leka med mina egna barn.

Stor kram 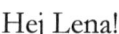 Du ger folk hopp igen om en bättre framtid

Hej Lena!

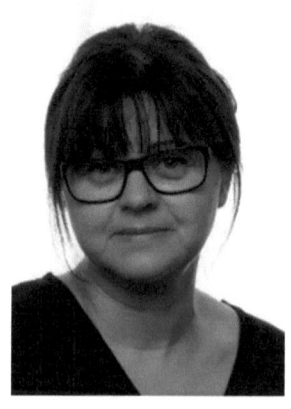

Jag insjuknade i februari -14 och har varit väldigt sjuk. Men tack vare Utmattningsskolan så är jag nu frisk sedan ca 13 månader tillbaka. Jag gick med i skolan vid uppstarten. Jag har inte gjort alla kurserna, kommit till kurs 8. Men jag kan inte minnas när jag mådde så här bra som jag gör nu.

I början av detta år påbörjade jag min 3-åriga högskoleutbildning, det trodde jag aldrig för några år sen att det skulle kunna hända.

Men det gjorde det och jag mår jättebra. Vill verkligen tacka dig för att du hjälpt mig och många andra att få sina liv tillbaka. Eller till och med ett ännu bättre liv genom att du delar med dig av dina kunskaper och erfarenheterVänligen Carina Frogner

Carina har också meddelat sina kurskamrater samma sak, och en av styrkorna inom UMS är Facebookgrupperna som fungerar som självhjälpsgrupper.

Jag hade aldrig klarat av att svara enorma mängder människor, de hjälper oftast varandra, och söker mig i nödfall. Vi hade gått under annars.

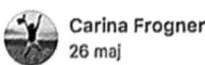
Carina Frogner
26 maj

Den 2 februari 2014 gick jag hem från mitt arbete och kom aldrig tillbaka dit. Jag hade "gått in i väggen". Fick sedan diagnosen Utmattningssyndrom. Jag var väldigt sjuk under en lång tid tom sängliggandes. Var en kamp med det olika läkarna som ville jag skulle prova både den ena medicinen efter den andra.

Tillslut vägrade jag mediciner och gick min egna väg. Började så smått med yoga och utesluta vissa livsmedel i min kost. Mådde bättre men ej bra.

Jag kom i kontakt med utmattningsskolan vid dess uppstart och kunde efter någon månad känna en klar förbättring. Nu tack vare skolan och Lenas kunskaper och erfarenheter så har jag varit frisk i ca 13 månader.

I Januari i år påbörjade jag min 3- åriga högskoleutbildning och jag har aldrig mått bättre. Det trodde jag inte för några år sen att det skulle kunna hända.

Tack Lena för att du startade upp skolan och delar med dig av dina kunskaper.♥

I april 2022 skrev Carina:

Jag gjorde aldrig någon analys men i efterhand har jag förstått att jag haft långvarig vätskebrist, Candida, kopparförgiftning (på grund av en kopparspiral) samt påverkad av stort intag av lightläsk, kemisk hårfärg och glutenintolerans.

Fysiska, inte psykiska orsaker

Det som händer alla som börjar i Utmattningsskolan, och som möter mina texter, är att de börjar långsamt släppa tanken att allt är socialt, psykiskt eller arbetsrelaterat. I kurs 1+2 jobbar vi på att ens kunna stå på benen och bli av med den hjärndimma man får av inflammationen.

Jag insjuknade i Sverige, uppmanades av en sjukgymnast att gå med stavar så fort jag kunde, det ledde till en helt obeskrivlig yrsel, och jag sökte och fick vård samt bot utomlands, och en av de första saker läkare sa mig var:

-Sitt still! Rör dig inte! Du har en svår inflammation i hippocampus!

Men det mest frapperande uttalandet, när jag sökte vård i Indien, fälldes av min företagsläkare:

-Bra! Jag vet inte hur de gör, men jag har sett många komma friska därifrån!

Det är fler medlemmar som har rapporterat att deras läkare anser att det är lysande att de håller på med UMS-metoden.

Jag har samlat en del klipp på en sida i UMS domän där det finns en hel del berättelser[1] om medlemmars läkarsamtal.

---

[1] https://utmattningsskolan.se/vara-resultat/

Vi börjar leta efter rotorsaken i kurs 3

– När blev jag sjuk? Fört in något nytt då? Det är en av de frågor man bör ställa sig även om vi haft tungmetallsförgiftade som fått i sig giftig färg redan som barn, då de växt upp i konstnärshem, eller lekt med dåtidens tennsoldater.

Vi hade en kvinna som hade varit helt utmattad i många, många år och som kom på att hon hade skaffat sig en speciell steriliseringsmetod – Essure – som preventivmedel, och hon började söka information om vad det var som de hade stoppat i henne egentligen.

Jag gav henne länkar i starten, och sen sökte hon upp symtomlistor och kände igen precis allt. Hon kom fram till att det är nickel i produkten och hon är nickelallergiker. Därefter fick hon sjukvården att operera bort allt, och då klarnade hjärnan givetvis direkt.

Men, som hon själv sa mig, gick hon igenom hela skolan för att läka konsekvenserna. Just denna "utmattade" kvinna fick antidepressiv medicin, och ofta är det så att om man inte äter psykofarmaka får man ingen sjukskrivning.

Det är ett slags tvångsmedicinering som är förbjudet enligt svensk lag. Den botar inte heller inflammerade livmödrar eller nickelförgiftningar.

Men så länge som man anser att utmattning bara kan bero på ens familj, ens sociala liv, ens psyke eller arbete kommer tusen och åter tusentals kvinnor att regelrätt misshandlas.

Carola, fortfarande frisk?

April 2022:

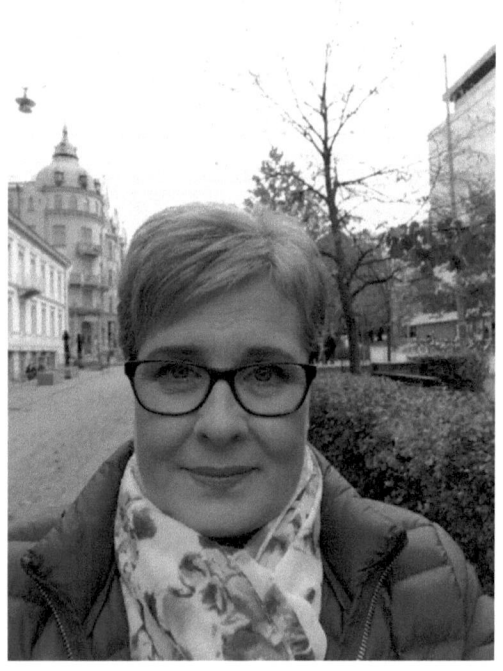

"Jag mår nu toppen, jobbar heltid, äter bra mat, har energi för fritiden också. Så enormt tacksam till dig och Utmattningsskolan.se för att jag fick mitt liv tillbaka.

Är noga med att hålla bort snabba kolhydrater för det var nog sista roten till utmattningen. Direkt som jag har ätit potatis, ris eller glutenfri pasta eller glutenfritt bröd, som är snabba kolhydrater (har inte alls ätit vitt socker sedan jag gick i UMS), då blir jag så trött och hjärndimman knackar på.

Jag använder nu lågkolhydrat glutenfri kost gjord av rena råvaror utan tillsatsämnen, jag hålls fräsch och har mycket energi. Fyllde 55 år nyligen och känner mig som 30 både i kropp och själ."

Ett av symtomen är livsmedelsöverkänslighet, och den ene kan vara känslig för vitt bröd och den andre för mjölk.

Jag frågade Carola om hennes sjukdomsrötter:

"Först när jag hade gjort UMS parasitkur såg och kände jag en stor förbättring, redan efter ett par veckor, och kände mig återställd efter kuren.

Men sen märker man att det kan bli ännu bättre. Jag hade, innan parasitkuren, bantat bort plast och aluminium helt och hållet ur hushållet (främst plastburkar för matförvaring och teflonstekpannorna, använde ingen deodorant), och även ätit glutenfritt en längre tid (har inte celiaki men fick ont i magen av gluten).

Socker har inte passat mig, redan före jag började i UMS, men åt ändå socker då det gav lite tröst i tillvaron. Hade också en hel del toxiska relationer (speciellt en väninna) som jag städat bort och genom att jag fick mera fysisk kraft fick jag också psykisk kraft att orka ta fajterna med de personer som tog min energi, samt stressen av att inte kunna säga nej trots att jag ville säga nej.

Nu har jag inga problem med sådant mera.

Så till mina rötter: Jag börjar med de mest avgörande: parasiter, gluten, socker, toxiska relationer E-ämnen, snabba kolhydrater (för mycket frukt ger också hjärndimma), aluminium, stora mängder mjölkprodukter passar inte mig heller, använder syrliga om jag behöver, men bäst mår jag helt utan mjölkprodukter.

Jag hade en läckande tarm och jag har byggt upp den med UMS benbuljong så jag hade säkert näringsbrist på grund av den. Jag var mer eller mindre utmattad två år före UMS, men sjukskriven ca sex månader med läkarens ord klingande i mina öron: "Då det nu är tredje långa sjukskrivningen på grund av utmattning kommer du aldrig mera att bli helt återställd, vi måste fundera på deltids sjukpension".

Jag klassades nog som för alltid "förstörd" av utmattningen. Ännu i denna dag höjer min läkare på ögonbrynen och "skyller på bra medicinering" mot sköldkörtelunderfunktion och min Addisons sjukdom (binjurebarkssvikt) där binjurarna är helt bortskrumpnade sedan 20 år tillbaka och har åtminstone ännu inte visat tecken på återupplivning.

Och med bra kost har jag ju kunnat minska på båda medicinerna med 25%, så kanske framöver ännu mera.

Läkningen fortsätter trots jag nu är helt frisk från utmattning. Före UMS hade jag två olika sjukskrivningar på över sex månader (allt detta under 6–7 år). Nu har jag jobbat heltid inom vården sedan fyra år tillbaka på en både fysiskt och psykiskt tung avdelning och klarar av det bra. Och eftersom jag mår så bra kände jag nu det är dags att våga mig på nya utmaningar, så jag ska börja jobba på en avdelning med palliativ vård. Jag jobbade med det då jag blev utmattad, men längtan tillbaka har vaknat med åren då jag mått bra.

Har nu jobbat 3,5 år på en barn- och ungdomsavdelning med psykiskt ostabila tonåringar, anorektiker, multisjuka mindre barn samt med nyfödda. Tyvärr har Covid gjort att en del tonåringar mår dåligt, det har senaste året mest blivit psykvård, och den ger inte mig samma glädje i jobbet som jag önskar.

Jag vågar drömma igen och säga vad jag önskar. DET är nog det som säger mig att jag nu är frisk och att jag orkar göra något annat på fritiden än att vila för att orka jobba nästa dag."

Symtomen fördubblar sig snabbt

Vår erfarenhet är den att det börjar med en eller två av de stora symtombitarna, och sen läggs det lök på laxen hela tiden fram till en ME/CFS-diagnos; *Myalgic encephalomyelitis*/chronic fatigue syndrome.

För diagnos ME/CFS ska patienten uppfylla samtliga kriterier, som kallas för "Canadakriterier" och det anses obotligt därför att de metoder man sätter in biter inte på mögel med mera exempelvis samtalsterapi och psykofarmaka.

Diagnosen blir därför ett dråpslag.

1. Ansträngningsutlöst försämring och utmattning
2. Sömnstörning
3. Smärta
4. Två eller fler neurologiska/kognitiva symtom
5. Ett eller fler symtom från två av kategorierna av autonoma, neuroendokrina eller immunologiska manifestationer
6. Tidsförlopp minst 6 månader

I juni 2018 skrev Marita

Hej Lena, jag är nu frisk och jobbar heltid igen!

Underbart och jag är dig evigt tacksam som fick mig på rätt köl genom Utmattningsskolan.se.

Jag vet inte vad som var min rot men är övertygad om att jag stressat mig till obalanser i kroppen och då inte haft motståndskraft mot vad det må vara, kanske tungmetaller, parasiter eller läckande tarm. Vet bara att jag led av dimhjärna, hjärnan kändes överhettad, varenda cell i kroppen skakade.

Jag kunde inte tänka klart, både långtids- och korttidsminnet var dåligt, värk i kroppen, orkeslös och håglös.

Jag blev hjälpt av skolans GM, hissen*, citronvatten, ingefära etcetera Jag hade högt blodsocker, övervikt, sömnapné och åt Levaxin för sköldkörteln som min läkare sa att jag måste äta livet ut men i mars togs alla blodprover igen och allt var bra inklusive sköldkörteln och då hade jag inte tagit Levaxin på 11 månader! Blodsockret bra, ingen sömnapné och tappat 10 kilo i vikt, behöver jag säga att jag mår fantastiskt bra! Det är en helt underbar känsla! ♥

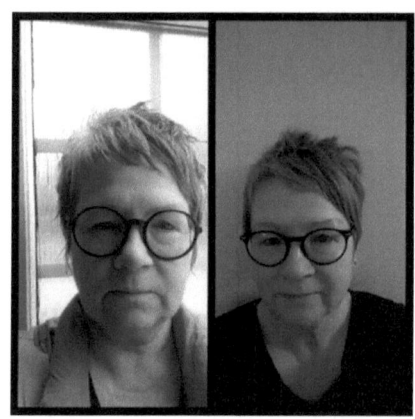

Tack Lena, utan ditt engagemang med skolan hade jag inte mått så här bra idag! Jag blev frisk på 1,5 år genom skolans hjälp. Det är ett helvete med utmattningssyndrom! Har varit där första gången 2000 och sjukskriven i sex år, sen en kort släng sjukskriven 2 månader 2015 och 2017 sjukskriven i ett år.

Har aldrig varit riktigt frisk sen första gången men nu är det helt annorlunda och jag har lärt känna min kropp och vet vad jag behöver.

Jag har haft en stressig period nu sen jag gick upp till heltid men jag känner mig inte stressad utan lugn inombords, jättekonstigt! Däremot är jag trött efter mitt arbete, men en normal trötthet, inte utmattad!

Kramar från
Marita Ahlgren

* "Hissen" är en dryck UMS använder för de som har kortisolproblem.

Jag frågade, i april -22, hur det är

Jag jobbar heltid fortfarande och kommer att gå i pension nästa år då jag blir 65, men planen är att det blir deltid då jag tycker det är så roligt att jobba! Jag är så tacksam för UMS då det verkligen förändrade mitt liv! Jag var två vändor till Indien och den hjälpen hade jag inte heller fått utan din hjälp och UMS.

Vänliga hälsningar
Marita Ahlgren

Hur ser problemen ut?

Jag själv har varit sjuk, diagnos "utmattning", ansågs ha arbetat för mycket, och det blev jag så smått i början av 2010, och det råd jag fick var att arbeta mindre, motionera mer samt att jag fick sömntabletter.

Vi flåsar ofta, varför man tror att vi har dålig kondition.

Flåset beror på PH-värdet, och i skolan är bot inbyggd i kurs 1–2. I Sverige "finns inte" PH-värdesproblemet.

Det är förmodligen detta urtypiska flåsande som gör så att omgivningen anser att vi bör motionera. Vi blir i akutfasen mycket sjukare av att röra oss.

I videospellistan finns videos om saken.

Vi kan inte springa upp för en trappa utan att flåsa. En del känner att de knappt får luft på eftermiddagen eller kvällen. Man misstolkar det tydligen i Sverige och tror att det är astma, rökning eller dålig kondition. Balansera PH-värdet så försvinner det!

Ut med skräpmat, och in med riktig mat. Päron är också en utmärkt hjälp för lungorna liksom lakritsrotspulver och dessa femton plantor.

Tre minuters stresspåslag kräver två dygns återhämtning, och jag ser rätt ofta svenskar som betraktar cyprioterna som "lata". De saknar utbrända på Cypern... där jag numera bor på heltid sen 2014, pendlade ett par år innan.

Tempot i Sverige är sjukligt högt, och en av de saker "alla" utlandssvenskar reagerar över vid besök. Plus att alla ska göra allt själva varför service saknas helt.

Som sjuk är det viktigt att lära sig andas rätt, och i spellistan på YouTube finns videos om saken. Däremot ska man vara över kurs 3 innan man börjar röra sig exempelvis via Yoga. Det är fullt tillräckligt att andas innan för den som är förgiftad.

UMS-programmet handlar om att avgifta brett samt bygga immunförsvar samtidigt. Det tar 2,5 – 3 år att bli helt återställd, och du kan få en väsentlig puff på vägen genom att ha med de indiska läkarna att göra i kurs 3.

Kan eller vill du inte det får du samma resultat via UMS men det tar längre tid. Vi kan inte använda deras metoder eftersom de kräver en närvarande läkare. När du kommer hem kan du i princip hoppa över kurs 3-7, och bege dig till kurs 8 efter hemkomsten.

I mars 2017 började samarbetet på allvar.

Doktorn i videon titlad "7 Fatigue Recovery Mistakes", som finns i spellistan, går igenom de sju misstagen som man gör i väst, och att han kan symtomen på sina fem fingrar, det hör man lång väg.

Som bovar pekar han ut för mycket preparat, dåliga läkare som inget kan, men som gissar vilt, mediciner som skrivs ut av typen sömnmedel och psykofarmaka, och som gör symtomen mycket värre liksom antibiotika gör det.

Ingen ser helheter!

Doktorn beskriver också att man inte förstår sambanden mellan de organ som är inblandade. Västläkarna har en övertro på blodprov, och det vet vi redan att de visar ofta helt fel avseende till exempel kortisol, och slutligen menar han på att det saknas program för att bli frisk.

Det är precis vad Utmattningsskolan vill ge drabbade kamrater, och jag har därför skapat ett handlingsprogram om nio avsnitt[2], som är en aning försvenskat, men godkänt av de läkare jag samarbetar med.

Sjukskrivningarna bara ökar och ökar, och man förstår inte varför.

Doktorerna vi använder oss av förklarar rätt bra varför, och folk lider verkligen helt i onödan.

"Så förändras hjärnan vid utbrändhet" är en hyfsad artikel därför att de nämner stresshormonet kortisol som boven. Då kan vi konstatera att man vet det nu i Sverige.

År 2011–12 visste man ingenting, och många läkare har fastnat i att det är nog "psykiskt" (därav all samtalsterapi och psykofarmaka).

Forskaren säger också: *"Idag finns det ingen konsensus kring exakt hur utbrändhet ska behandlas, även om man vet att bland annat teamrehabilitering och arbetsinriktad rehabilitering kan göra folk bättre. Metoder som används*

---

[2] https://utmattningsskolan.se/kursoversikt/

är bland annat avspänningsövningar, kognitiv beteendeterapi, sömnskola och coachning."

Många UMS:are berättar också att de får psykofarmaka, terapier, tvingas arbetsträna, gå med stavar, osv. Vi kan konstatera att det finns ingen bot alls i Sverige vilket också den forskning som har gjorts också visar.

Och eftersom man inte kan bota på djupet får folk återfall, och då blir det värre, säger forskaren.

– Det är det som är det värsta med det här – de som en gång har blivit utbrända bär med sig en sårbarhet och blir väldigt lätt dåliga igen. Om det händer så finns risken att de brakar ihop fullständigt. Så prognosen är tyvärr ganska dålig, därför gäller det att gå försiktigt fram och inte ha för bråttom tillbaka till jobbet. I många fall är byte av arbetsplats helt nödvändigt.

Det finns bot – utomlands, och Utmattningsskolan har tagit hem den.

Mias historia är vanlig

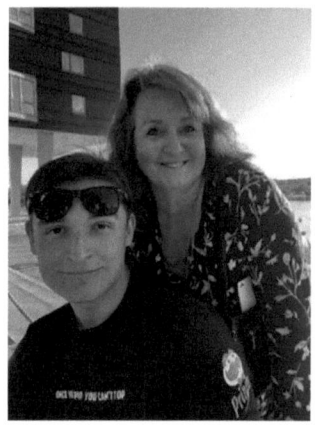

Tack Lena för din utmattningsskola som gav mig mitt liv tillbaka, äta rätt, dricka rätt, sova - fundera på vad som är viktigt i livet och lära mig att sätta upp gränser.

Vad är utmattning? Jo att falla ner i ett stort mörkt hål med ingen räddning. För mig kom utmattningen efter tjugotal år med helt oacceptabel stress som ensamstående mamma till två underbara pojkar med frånvarande fäder som gjorde det mesta för att förstöra men aldrig träffade sina söner.

Då jag blivit fostrad att vara en duktig flicka, som aldrig fick ge upp, kämpade jag på; heltidsjobb, barn, hus, gamla föräldrar, socialt liv...

Stressen gör att kroppen går sönder och i mitt fall blev den lång och tuff, och när jag fick en svår bronkit och tappade sömnen då gick hela hjärnan sönder.

Precis som Lena ofta skriver så blev min hjärna inflammerad i samband med en förkylning, och den var sedan trasig i flera år, sände ut konstiga signaler, ångest och totalt uppskruvad.

En konstant huvudvärk på högsta nivå dygnet runt i två år tills jag hade blivit avgiftad via UMS första fyra delkurser, och jag valde att åka ner till Indien och blev där helt återställd.

Vill eller kan man inte åka ner går man de sista UMS-kurserna 5–9 för samma resultat men det tar längre tid. På sjukhuset kan de avgifta snabbare än vad man kan göra hemma.

Jag vände mig till vår sjukvård först, och de har ingen kunskap angående utmattning, inte när den har gått så långt.

Jag förstår knappt själv att jag lyckades överleva, efter två år i sängen och ytterligare två år senare jobbar jag nu 100% igen och känner mig återställd till 95%.

Om din vårdcentral inte kan göra dig frisk på sömntabletter och antidepressiv medicin så skrivs du snabbt över till psykiatrin där de manipulerar med ditt liv.

Du får medicin efter medicin; insättning och utsättning, och inget stöd när de antidepressiva ger dig självmordstankar. Du får pröva psykosmedicin, bipolär medicin, sömntabletter, benzo-preparat och det finns inget stopp, och helt plötsligt är du en legal knarkare. Våra läkare har ingen plan hur du sedan ska bli av med dessa, utan du ska drogas resten av ditt liv?!?

Jag har med mig ett trauma från sjukvården som jag bearbetar och för varje år blir det bättre.

Jag var så dålig i min utmattning min hjärna kändes trasig, jag kunde inte läsa, jag kunde inte förstå, och jag kämpade dag och natt med att bli frisk igen.

Min utmattning hade ingenting med psykisk ohälsa att göra men det var så jag behandlades från att vara en frisk fullt arbetande ensamstående tvåbarnsmamma till att bli betraktad som samhällets bottenskrap.

Jag åkte ut och in på psykiatriavdelningar, jag tror att jag tillbringade fyra eller fem besök där under 3–4 veckor varje gång. Jag fick lägga in mig själv, för att jag inte skulle ta livet av mig, med de där hemska självmordstankarna som man vet att psykmedicinen i sig framkallar!

Jag prövade elchocker i tre omgångar och någon annan metod som heter TMS och jag kände mig precis som om jag levde i filmen "Gökboet".

Jag skrev avskedsbrev till mina barn, till familjen och vänner och jag trodde verkligen att det var kört.

Jag började med Lenas utmattningskola och i början var jag för sjuk, men kämpade på, och efter två år i skolan fick jag stöttning och hjälp med att ta mig till Indien. Den möjligheten öppnas i kurs 3, sista steget, och innan ska man inte åka ner alls.

Det blev räddningen för mig att komma till ett är ayurvediskt sjukhus med rätt kost, behandlingar, yoga, omtanke och kärlek - jag började läka under de 23 dagar som jag var där.

Jag blev ordentligt mycket friskare och fortsatte med det när jag kom tillbaka till Sverige. Jag blev så pass bra att jag i augusti samma år åkte jag ner en gång till och stannade i ytterligare 23 dagar.

De lyckades med sitt sätt att se på kroppen i en helhet, få mig att läka och komma tillbaka. Sedan blev det en lång process att läka alla det trauman som jag hade utsatts för inom den vanliga sjukvården.

Många tror att vi utmattade har svaga nerver, medan vi förmodligen är de starkaste, som aldrig ger upp, innan kroppen kraschar.

Tack igen Lena.
Kram Mia

Mögel är alltså väldigt vanligt som rot

Mögelförgiftade har en egen bok titlad "Mögelförgiftad", och den konstaterar vi via urinprover som sänds till England om inte läsning av symtomlistan duger, ofta gör den det.

Den boken har också en egen <u>hemsida</u>[3], och man ska börja med att läsa igenom symtomlistan, och den som är mögelförgiftad känner igen sig själv direkt i beskrivningarna.

När Hippocampus är inflammerad skickar den ut och tar emot signaler helt fel.

Jag vaknade en morgon och kunde inte röra mig. Musklerna brydde sig inte. Trots att jag sa till min hjärna att säga till benen att röra på sig. Tvärtyst. Inget hände.

I Sverige vill man ha det till att sjukdomen är arbetsrelaterad, psykisk, social och det "finns inte" inte ens att det rör sig om en inflammation i hjärnan.

Vi själva håller ofta med om det i början; måste vara stressen på jobbet! Det är stressigt att ens vara svensk! Hade en svår skilsmässa! Kris i bolaget! Blev utsatt för ett rån!

Forskare i Sverige har slagit fast att ingen, absolut ingen, har botats i riket. Det beror på att man aldrig botar inflammationen och man gräver heller aldrig upp vad som orsakar den.

---

[3] http://www.mögelförgiftad.com/

41

Vi gör det i skolan, och ta varje ord, varje lektion på blodigt allvar för du slutar lätt som just förlamad.

Jag la ner precis all verksamhet, poff! Jag kunde inte ta hand om den ändå. Förmågan att räkna hade helt upphört. Jag förstörde 20 år gamla bolag i ett nafs.

Exempel; jag skulle betala en stor summa pengar ifrån ett bolag till ett annat - betala en skuld - och när jag gjort överföringen hade jag fördubblat skulden för jag hade tänkt fel - känns igen? Jag betalade räkningar konstant tre gånger, eller inte alls.

Glömde löften, mindes inte vad folk hette, kände knappt igen folk, kom inte ihåg min dotters förnamn.

Marie Gadd har fått livet åter

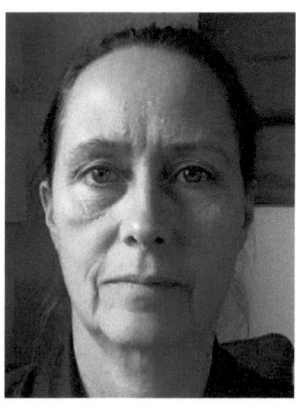

"Jag har varit med sen du startade skolan. Eller ja, den var ett par dagar gammal. (UMS startade 27 juli 2016, min not.)

Ovan är ett foto från hösten 2017, och nedan ett taget i juli 2019.

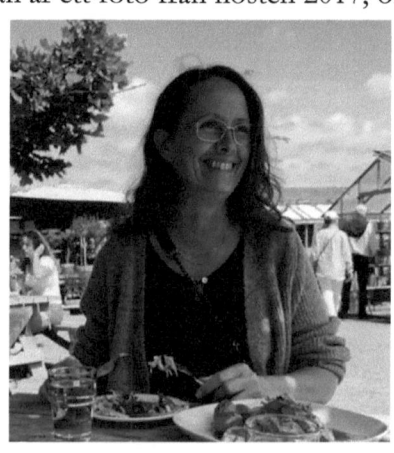

Jag var sjukskriven sedan 2011 och nu ska jag snart ut och arbetspröva! Mycket tack vare dig som har fått upp mina ögon när det gäller mat, kryddor och örter.

Min kopparförgiftning är bättre, den rejäla näringsbristen jag haft och den låga farliga inflammationen är snart helt borta.

Parasiterna är snart eliminerade. Min begynnande diabetes har backat. Den"kroniska" inflammationen i höger armbåge och värken i höger knä är till 95% bättre. Snart borta, alltså.

Jag har arbetat på mögelskadade arbetsplatser, så detta är ytterligare en rot jag börjat jobba på. B12-vitaminbrist och lågt D jobbar jag också på just nu. När jag har fått bort mögel i mig, fått upp B12 och D så hoppas jag att jag är frisk.

Guldmjölken dricker jag fortfarande i perioder när hjärnan sackar efter och trycket kommer tillbaka i huvudet. Gluten, kött och socker undviker jag. Det tar tid att bli frisk, en lång väg kvar att vandra. men vad härligt livet är nu när jag åter orkar njuta av det. Stort tack för att du finns!"

Jag frågade Marie i april 2022 hur det är numera, och berättade att jag ska producera denna ge-inte-upp--bok:

"Vad kul, jag hoppas den kan vara nytta för andra. Jag var sjukskriven 100% sedan 2011. Nu har jag arbetat 25% sedan drygt två år, och mår mycket bättre jämfört med 2015 som var värst där jag inte ens kom ihåg mitt eget namn.

Tillfrisknandet går framåt men sakta. Det stora positiva i att ha varit helt borta i utmattning är den enorma lycka och tacksamhet jag känner varje dag för framstegen som skett och fortfarande sker."

Jag frågade Sofia Stark samma sak

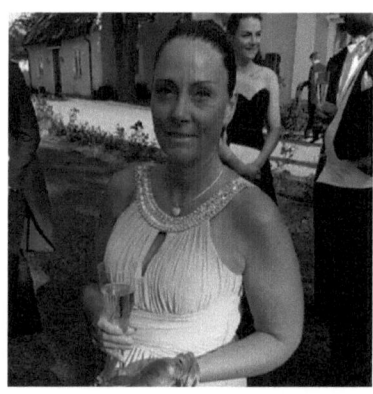

"Det går jättebra. Jag minns inte sjukdomsåren riktigt men var helt sjukskriven hela 2013.

Nu jobbar jag heltid, och har en skapande hobbyverksamhet, gör saker i ull och gör ljus. Jag sköter om 20 får och 17 lamm, en bordercollie och två katter samt två döttrar, egen villa och särbo. Tycker livet fungerar nu. Fast visst har jag fortfarande ont i huvudet, sämre minne och måste sova middag ibland. Jag skulle kunna lägga till att jag mår bättre om jag sköter mig kostmässigt; bra mat och inte dricker alkohol."

iSofias rot var fluorid och radon i vattnet. Det är rätt många nu som är igenom UMS-programmet, och de är helt friska, och Sofia var den som först meddelade resultat i november år 2016. Jag startade UMS i slutet av juli det året: Sofia först ut som frisk[4]

I bilden ser i vart fall jag att hon var så förgiftad som nån ens kan bli; inga pupiller, knappt ögonbottnar.

I kurs 3 sänder vi biologiskt material till labb i USA.

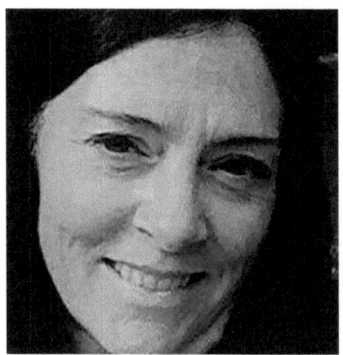

---

[4] https://utmattningsskolan.se/2016/11/22/sofia-forst-ut-som-frisk/

Vi har egna läkare via Skype

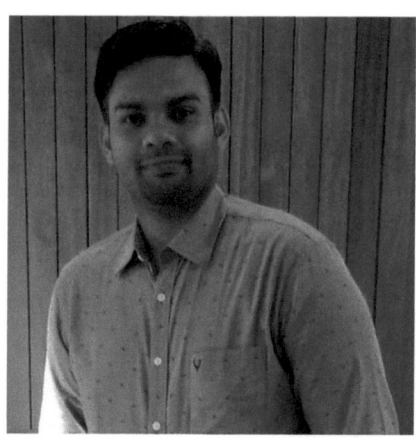

Utmattningsskolan har ett avtal med ett sjukhus, det bästa, och som jag har utrett noga samt besökt två gånger.

I kurs 3, får man access via Skype till dessa specialister på avgiftning, och skälet är att kurs 1–3 är förberedande och en bred avgiftning i sig.

Den kan vi lika bra göra hemma och själva och man får ut så oändligt mycket mer av tiden på sjukhuset om man har kurs 1–3 i bagaget samt att man måste kunna tänka för att klara av resan även om man bör begära assistans.

Vi skapade den regeln efter det att två med kraftig hjärndimma åkte ner direkt i kurs 1, och inget fungerade, och sen dess har det varit problemfritt.

Man mejlar sina provsvar, sin symtomlista och en av de 20 läkarna ringer upp, och samtalet varar runt en halvtimme.

Då är de hörbart pålästa på just den individens symtomlista därför att arrogans saknas i den indiska kulturen. Man har inställningen att sjuka ska ha "allt", och all hjälp de kan få eftersom de är maktlösa utan hjälp.

Eftersom Utmattningsskolan är en non-profit-tjänst fick jag sätta priset själv. Jag satte priset till 200: - per konsultation, och efter Skypesamtalet får patienten en diet- och indisk medicinlista.

Skolan har också en egen skolgård - en FB-grupp - för de som vill anlita läkarna, och en för de som har varit där.

Kan vi garantera att man blir frisk?

I skolan finns många individer, och de som haft uran-koppar-aluminium- bly- arsenik-tenn- och mögelförgiftningar klarar sjukhuset liksom UMS-programmet av rutinmässigt. Vi hemma liksom de i Indien rensar ut främmande komponenterna ifrån vår kropp.

De städar alla organ, som sen kör ut det som inte ska vara där. Precis som UMS avgiftar de och bygger immunförsvar samtidigt.

De använder inte det som vi i UMS får i oss, utan helt andra "tyngre" utrensningslivsmedel, samt mängder med kroppsbehandlingar.

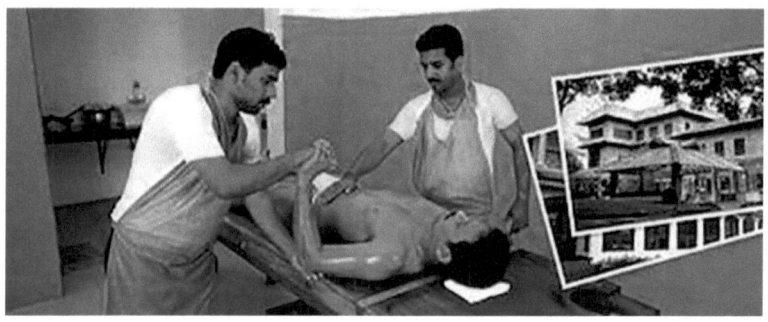

Vi använder ett lättare artilleri, som inte kräver läkarövervakning, för att avgifta organen och främst levern där Guldmjölken bara är en av flera metoder, och alla lika viktiga.

Vi kan inte lova alla, men ett stort och utrett hopp finns, vi har gjort få undersökningar, främst i skolans begynnelse, och det var främst jag själv som ville se att vi var på rätt väg.

Endast för medlemmar som varit med i minst sex veckor, och som druckit
Guldmjölk (utan att mixtra med receptet):

☐ Den kommer och går	+18
☐ Hjärndimman försvann efter 4 veckor	+18
☐ Hjärndimman försvann efter 2 veckor	+15
☐ Hjärndimman har inte lagt sig	+14
☑ Hjärndimman försvann efter 5 veckor	+3
☐ 3-5 dagar	+3
☐ Hjärndimman försvann efter två månader	+5
☐ hjärndimman var helt borta efter 10 veckor	
☐ Hjärndimman försvann efter 7 veckor	

Kerala har en rätt stor hälsoturism

När jag själv var inlagd i fem veckor såg jag med egna ögon hur "västerländska vrak" kom in, och skrevs ut fem veckor senare, och såg allmänt 20 år yngre ut. Jag själv genomgick denna tydliga "föryngring".

Förgiftningar ger väldigt många "hårda" rynkor vilket vi lär oss i kurs 3 hur man spårar vissa förgiftningar bara genom att studera sitt ansikte. Dessa rynkor tolkas felaktigt av oss som ålderstecken.

Jag själv såg ut som 75 år innan, och omgivningen brukar få en chock över ens förändring. Vi har gott om medlemmar som har rapporterat just det att arbetskamrater, släkt och vänner som inte sett dem på ett år reagerar kraftigt då de möter den nya, pigga lärkan.

De som har kopparförgiftningar har det mycket tufft för har man den blir man så stressad att man knappt kan sitta still. Den gruppen är stor, och kan ligga bakom att det talas mycket om "stress".

Många medlemmar är också pressade och blir stressade av våra myndigheter som vill att man ska bli frisk fort! Regeringen är tydligen irriterad över att denna grupp aldrig blir frisk.

De kan inte bli det utan avgiftning, och därför åkte jag ner till Indien, och gjorde ett avtal med sjukhuschefsläkaren, och skolans medlemmar samlade ihop pengar till den resan, vilket jag var väldigt tacksam för, men vi kände nog allihop att jag *måste* ner och tala med dem på plats, läsa av patienter jag såg, ställa knepiga frågor jag redan visste svaren på, fråga runt på orten, be proffs i Indien kolla upp dem.

Våra medlemmar har gått till läkare i Sverige men de är bakbundna, och kan inget göra, Moment 22.

Jag pratade med min läkare om det. Hon sa att hon inte visste något om detta och att hon måste följa Socialstyrelsens riktlinjer. Men att det måste ligga något bakom alla utmattningar som bara ökar.

Tungmetallsförgiftningar "finns inte" i Sverige, och inte heller i läkarnas utbildning, och därför kan de heller inte göra något mer än att skriva ut antidepressiva medel, som inte hjälper.

Och nu när förgiftade inte blir friska i Sverige ska man ta hårdare tag. Det lär inte hjälpa, men det lär plåga många, och självmorden lär öka.

Som förgiftad känner man att nåt är kardinalfel, men man blir helt desperat när man inte hittar någon väg ut, och de metoder som används blir man i allmänhet sjukare av.

Jag kan inte se något annat än att "den humanitära stormakten" gör bort sig internationellt så det dånar om det om man tror att man kan bota uranförgiftningar med "hårdare tag".

Speciellt som det är ganska lätt att bli av med aluminiumförgiftning till exempel, som jag själv hade.

Eftersom man har hittat aluminium (och uran) i det svenska regnvattnet avgiftar vi aluminium brett och kollektivt i kurs 3, och skolans metod tar väldigt mycket just brett, men de som fortfarande är sjuka i kurs 3 sista steget kan numera skaffa sig en egen privatläkare, som kan avgiftning, och vi är många i skolan som är djupt tacksamma för denna möjlighet som nu har öppnats för oss.

En del av läkarna är indier, men jag träffade också en utbildad kemisk medicinare ifrån Irland, som slagit om och nu arbetade med ayurveda, liksom en från Kanada.

Utmattningsskolan är egentligen inget annat än ett försök, som slagit väl ut, att härma mitt eget tillfrisknande.

En make talar ut

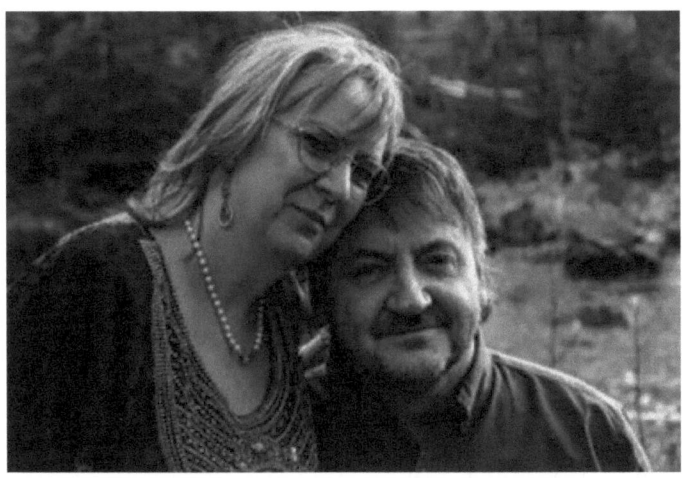

I februari 2020 valde en 37-årig man i Smedjebacken att ta sitt liv. Via artikeln nedan så kan man läsa att han hade det jättejobbigt, och av allt att döma så tog han sitt liv eftersom han inte såg någon ljusning för att kunna mildra sin sjukdom ME/CFS.

Samtidigt, inte ens 5 mil från Smedjebacken, i Sunnansjö, så finns Petrea.

2016 hade Petrea haft ME/CFS (enligt Canada concensus criteria) sen år 2001, i 15 år, och då fick hon sin dom av sjukvården.

Man sa då att hon aldrig någonsin skulle kunna komma tillbaka till arbete – för att ge sken av att det inte var helt hopplöst, så sa man då att hon skulle kunna komma tillbaka till 25%, men i efterhand så har läkaren (erfaren och kunnig) sagt att han inte ens trodde på det

– han hade satt upp 25% för att inte Petrea skulle tappa all framtidstro...

Det som blev uppenbart och som är en bekräftad obestridlig sanning för oss alla är det inte finns någon som helst behandling (värt namnet) för ME/CFS-sjuka i Region Dalarna.

Så Petrea fick själv leta upp en behandling, Utmattningsskolan, och efter den behandlingen så har hon fått sitt liv tillbaka. Hon har inte ME/CFS (enligt Canada concensus criteria) längre. Nu är hon tillbaka, och har valt att jobba deltid 50–75% (just nu fulltidsstudier).

MEN - Petrea har alltså själv fått hitta behandlingen och har själv fått stå för precis alla kostnaderna – detta för att Region Dalarna inte klarar av att ge den vård som behövts.

Notera! Jag säger INTE att Utmattningsskolan är lösningen för alla personer som har ME/CFS, för så mycket vet jag att ME/CFS inte är speciellt enkel att behandla - men jag vet åtminstone en person som har fått livet tillbaka.

Och det är Petrea.

DET är evidens för mig, och detta kommer INGEN att kunna ta ifrån mig/oss!

/Håkan Marklund, Sunnansjö

Det har blivit mode att äta kosttillskott

När jag var nere i Indien sist så tog läkarna upp med mig att det kommer många ifrån väst som är förgiftade av kosttillskott. Jag kände till det redan och vi går främst matvägen och inte pillervägen alls.

En medlem tog upp att en svensk läkare hade sagt att man kan få förhöjda levervärden av gurkmeja. Ja, av kapslarna som UMS avråder ifrån, och vi använder inte kosttillskott i princip, vi går matvägen. Äkta gurkmeja, inte i kapslar, alltså.

Den som lider av stress, oro, ångest, är utmattad och så vidare gör klokt i att studera den leverkunskap som finns inne i skolan eller be en anhörig att göra det.

Den videospellista som tillhör denna bok har också lite om just levern.

Tyvärr måste vi söka oss utomlands eftersom "förhöjda levervärden" främst är förknippade hos oss med att man dricker för mycket alkohol.

Nedan en film, som du hittar i bokens spellista på YouTube, om att det inte givet är så, mögel är också en känd bov.

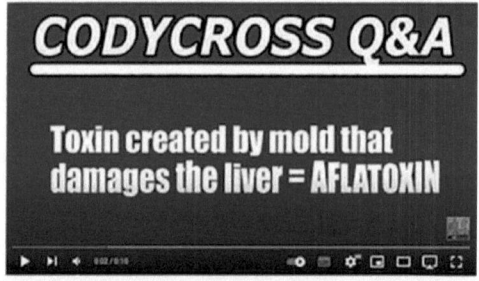

Toxin created by mold that damages the liver (CodyCross Crossword Answer)

Verkligheten:

104 av 112 (93 %) av ME/CFS-patienter hade mykotoxiner i urinen jämfört med 0 % hos en frisk kontrollgrupp.[5]

- Det vi ser är att det finns tydliga evidens för att ME är en kroppslig sjukdom, med avvikelser i både ämnesomsättningen och immunsystemet, säger Anders Rosén, professor emeritus i cellbiologi vid Linköpings universitet.

Svenska forskare har således kommit på nu att CFS och ME är fysiska sjukdomar - men de har inte kopplat ihop det med mögel - som USA redan har gjort, med flera länder.

Vi har tyvärr den erfarenheten att de rön som saknar svenska studier, och som inte är skriven på svenska duger inte, och då "finns inte" problemet alls.

Trots att Folkhälsoinstitutet angett att de tror att 1,7 miljoner svenskar är sjuka på grund av mögelbostäder.

I spellistan på Youtube hittar du "Dr. Ritchie Shoemaker - on mold" och han ligger bakom att USA är långt före oss.

---

[5] https://www.ncbi.nlm.nih.gov/pmc/articles/PMC3705282/

I början av 2000-talet var de en miljon

Boverket ville ha en haverikommision, jag redogör för det i boken

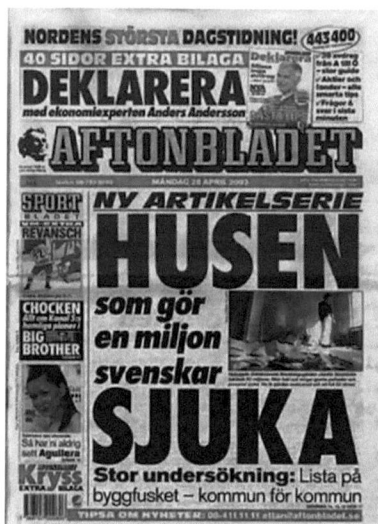

"Mögelfgörgiftad", men Reinfeldtregeringen var inte intresserade.

Min erfarenhet efter sex år är att mögel är den vanligaste orsakerna till "utmattning".

Den symtomlista som används är extremt avkortad om man jämför med den internationella:

Internationella symtomlistan

Minskad förmåga att koncentrera dig (hjärndimma), depression, magont, värk, personlighetsförändringar, humörsvängningar, ökad ångest och panikreaktioner , letargi och apati, aggression, nedsatt närminne, (hjärndimma), oro, blödande tandkött, blödningar i hjärnan, blödningstendens, blod som inte koagulerar, dimsyn och synrubbningar, benmärgsstörningar, brännande känsla i munnen, bröstsmärta, kronisk trötthet, återkommande infektioner och influensakänslor, minskade sensorisk skärpa, koma, förvirring, hosta, krypningar i huden, skador på hjärtat, diarré, andningssvårigheter, koncentrationssvårigheter, ökad tendens till alkohol, socker och cigarettberoende , långsammare reflexer och svårare att tala, desorientering, yrsel, dåsighet, ögonskador, ögoninflammation, feber, håravfall, hallucinationer, huvudvärk, hörselnedsättning, inflammation i hjärtat, inre blödningar, nedsatt immunförsvar, oregelbundna hjärtslag, kliande näsa, gulsot, ledvärk, stelhet i leder, minskad sexlust, leversjukdomar, lågt blodtryck, minnesförlust och minnesproblem, muskelsmärta, illamående, näsblod, domningar, lungödem, röda ögon, rinnande näsa, anfall, skakningar, försämrade reflexer, halsont, stickningar, darrningar, kräkningar, kräkas blod, svaghet, viktminskning, väsande andning och stressat beteende.

Sjukskriven i sex år

I mars 2018 skrev Jeanette: "Jag vill förmedla hopp till alla nya som funderar på om skolan fungerar.

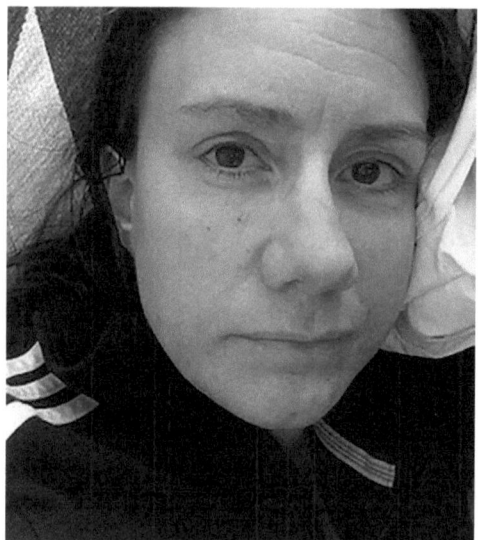

Jag gick med i Utmattningsskolan i början på augusti 2016, och har följt skolans kurser nästan i detalj, med min inre känsla som ledning, och mina nära som hjälp och stöttning."

Jag minnsmMitt första minne där jag kände wow!

-Det här funkar!

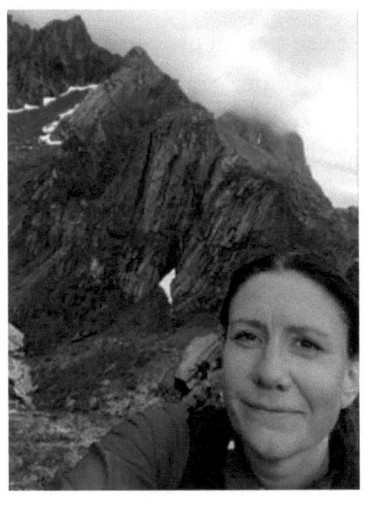

Det var en vanlig dag när jag hade tre ärenden uppskrivna på en lapp. Som sjuk kom jag oftast hem och hade glömt två av de tre sakerna som stod på lappen. När jag denna gång gick över ICA:s parkering, efter det att jag handlat, dök en tanke upp;

- Just ja, jag ska till biblioteket och hämta en bok

- Var kom den tanken ifrån?

Hur kunde jag komma ihåg det??

Jag blev av med hjärndimman efter drygt en månad, gjorde analys i kurs 3 och fick svaret från USA i november -16.

Efter det att jag hade fått analysen ändrade jag min kost till paleo och jag har blivit av med alla magproblem som överkänslighet mot bland annat vitlök.

Jeanette i april 2022

Utmattningsresan i mitt fall började i februari 2010. Jag fick direkt antidepressiv medicin även efter att jag förmedlat att jag inte kände mig deprimerad, utan mer trött och slut.

Kognitiv beteendeterapi, fysisk rörelse och depressionskurser kom som förslag senare. Sjukvården har under min sjukskrivningstid varit tveksam till att Försäkringskassan skulle godkänna sjukskrivningen om jag tackade nej till antidepressiv medicin och depressionskurser. Vid deltagande av depressionskurserna kände jag mig utanför. Jag har aldrig sett det svarta som mina kurskamrater hade upplevt.

När vi inte kan eller har kunskap om vad som händer när vi blir sjuka så litar vi på att läkarna ger oss rätt råd och hjälp för att bli frisk. Är du sjuk är din enda önskan att bli frisk.

Sjukskrivningsperioden blev 6,5 år, och sjukvårdens rekommendationer har lett till försämring längs hela vägen.

Jag började som en trött och utarbetad person och just innan jag hittade UMS var jag i stort sett sängliggande dygnet runt med kraftig hjärntrötthet, så kallad hjärndimma, svettningar vid minsta ansträngning och ljus- och ljudkänslig.

Under friskresans gång har det hänt en hel del som oroat, till exempel över att läkarna inte skulle skriva ett sjukintyg som Försäkringskassan godkänner, kämpa med självkänslan i samhället där utmattning ses som en psykisk svaghet.

63

Jag försökte arbeta men det slutade med att arbetsgivaren gav ett ultimatum; vi har gjort allt, säg upp dig eller så säger vi upp dig.

Jag har även mött två läkare som sagt till mig att jag fått en hjärnskada av min utmattning. "Arbete i särskild åtgärd ca 25%" var vad jag kunde se fram emot.

Jag hittade UMS av en slump på Facebook hösten 2016 och det är jag otroligt tacksam för, och jag följde UMS grundligt.

Halsinfektionen trodde jag först var min sjukdomsrot och jag testade alla tips för att bli av med den. Jag insåg att det var bara ett symptom och att det var något organ som var inflammerat, men vilket?

Jag läste symtomlistor och pluggade hårt och kom fram till att det måste vara tarmen men det var inte det heller. Numera vet jag vad som gjorde mig sjuk. Ett stressigt jobb, tillsammans med många tuffa känslomässiga händelser, skapade obalans i min kropp och en hormonspiral var min rot.

När hormonspiralen var uttagen tog det ungefär tre veckor innan jag kände hur allt blev lättare i kroppen. Åter på banan! Efter första mens sedan uttaget av hormonspiralen fick jag en uppenbar känsla att "nu är jag frisk". Jag minns när jag första gången tog på mig mina gympaskor som stått i skåpet i tre år och gick en 20-minuters promenad. Det gick!

Samma dag var jag med på ett möte med Arbetsförmedlingen där jag klarade av att föra ett samtal med två personer. Jag höll den röda tråden genom hela samtalet! När jag kom hem tog jag på mig mina gympaskor igen, och gick en 20-minuters promenad.

När dagen var slut med så många aktiviteter på samma dag och ingen tyngdkänsla i musklerna, ingen inflammationskänsla och inte ont i halsen. Frisk! Helt underbart skönt!

I juli 2016 hade jag alla kriterier på svår ME/CFS. Efter cirka nio månader med UMS var all sjukdomskänsla i kroppen borta.

Lycka till att hitta din rot/rötter med hjälp av UMS!

Jeanettes mamma

När Jeanette var igenom UMS skrev hennes mamma:

Hej Lena!

Som jag redan skrivit har jag följt din skola men bara från "vid sidan om". Jag har inte skrivit in mig. Jag har följt den eftersom min dotter har varit inskriven. Hon har varit mycket sjuk i flera år men med hjälp av Dig har hon på cirka nio månader blivit frisk och dessutom med relativt enkla medel och utan läkarnas utskrivna läkemedel. Genom att följa Din skola, stoppa rätt saker i kroppen och läsa läxor och ta till sig det hon läst, är hon idag frisk.

[...]

Det är helt fantastiskt! Stort TACK till dig!! Jag hoppas verkligen, och jag tror att Du lyckas med uppgiften Du tagit på Dig. Jag har under dessa månader känt att det varit rätt väg, ett naturligt sätt att ta hand om sig själv och sin kropp. Jag följer Dig med stort intresse.

[...]

Lycka till med fortsättningen!
Hälsningar NN

Hur är det nu?

Den frågan ställde jag sex år senare till samma mamma:

"Jag är enormt glad och tacksam över att vi fått tillbaka vår dotter. Det är otroligt roligt och skönt efter flera förlorade år. Glad över att hon orkar vara med och att hon är tillbaka i jobb. Livet börjar bli normalt igen.

Hade hon inte hittat Utmattningsskolan så är jag inte säker på att vi haft henne kvar. Hon var i mycket dålig form, jag såg en gammal tant som kom nerefter vägen sakta och trevande, lite hopkrupen. Det var min egen dotter 39 år gammal!!! En chock!! Fruktansvärt!

Hon är stark. Hon ville fortsätta leva, hon har två barn att ta hand om. I mina ögon var hon otroligt duktig som orkade läsa och ta till sig vad hon behövde för att bli frisk. Det var en kamp som hon vann. Hon finns kvar idag och sköter om sig och familjen och hon är tillbaka i jobb.

Efter att ha varit borta i flera år både privat och socialt är det inte lätt att återvända.

Vi övriga har alltför lätt att döma och förkasta utan att ha en aning om vad som ligger bakom.

Det kostar oerhört mycket energi att komma igen och åter bli en vanlig samhällsmedborgare. Det finns ingenting som är gratis och de medmänniskor som finns vid sidan om är skrämmande få.

Jag minns tydligt, när min chef steg fram och förklarade vilket ansvar arbetsgivaren har när en anställd av någon anledning inte orkar vara på jobbet. Det är visserligen många år sedan men mänsklighet borde det fortfarande vara det som ska gälla, men så är det inte.

Min dotters arbetsgivare var en kommun!! Min dotter tvingades att säga upp sig. Hon nekade men fick då veta, gör du det inte själv då gör vi det och du hamnar i en sämre situation. Men när du är frisk så är du välkommen tillbaka.

Återgången blev inte enkel. Det blev många ansökningar till kommunen, där hon skulle vara välkommen tillbaka, med negativa svar. Hon har efterfrågad utbildning och tidigare fina vitsord. Till slut kom dock lösningen så idag finns det jobb även till henne i kommunen.

Vår erfarenhet visar att man inte ska ge sig men visst vore det enklare och mindre plågsamt om vi hade en vård som ser hela människan och lyssnar på sin patient. Om vi hade ett samhälle där kunskapen finns att utmattning har fysiska orsaker och inte handlar om psykiska problem."

Jeanettes mamma pekar på ett fenomen som jag själv upplevde nämligen att en i omgivningen trodde att jag hade lämnat kontakten hipp som happ, eller så framkallade mina inställda äventyr ilska.

Det var verkligen ett fåtal som ens frågade hur jag mådde eller ens brydde sig, och då blir asiaters uppförande mot sjuka en positiv kulturkrock. Vi har medlemmar som har blivit regelrätt utskällda av sjukvårdspersonal för att de inte blivit friska.

Monika är numera frisk

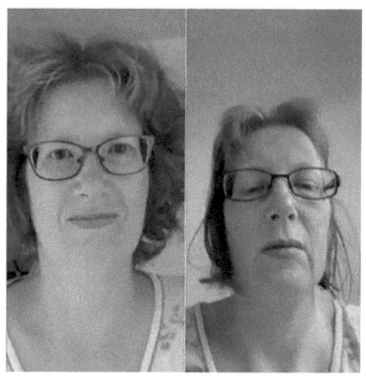

Min tid med UMS började då jag anmälde mig till skolan 2017. Men då var jag inte mentalt redo för det arbete som krävs, så 2018 började jag med kurs 1.

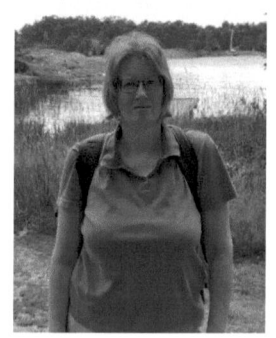

Det tog några månader med Guldmjölken och de andra produkterna som ingår i kurs 1, så började mitt minne bli lite bättre. Man ska inte ha bråttom, då man går igenom skolan, och man får räkna med bakslag.

I varje kurs har kroppen reagerat olika på utrensningarna. Jag har fått migrän, feber, olika infektioner i magen och kroppen, influensa med mera. Men jag har varit glad för alla reaktioner, då kroppen har rensat ut det som inte ska vara där.

Jag har långsamt tagit mig igenom hela skolan, och i juni 2020 kan jag säga att jag är helt återställd.

Varför jag blev utbränd vet jag. Mögel i köksgolvet efter det att rör gått sönder, som stått och läckt länge, samt satt jag inte lyssnat på kroppen då den har sagt ifrån.

Till er som inte tror på skolan, prova, för mig var det räddning efter att ha gått in i väggen tre gånger med sjukskrivningar, som inte har hjälpt.

Under sjukskrivningarna fick jag rådet att röra på mig, vilket gjorde att jag blev ännu sämre.

Jag kommer knappt ihåg hur jag kunde ta hand om min son, som då inte var så gammal. Att vara utbränd och ensamstående mamma är ingen bra kombination.

Nu har jag även börjat säga ifrån på jobbet, alla är chockade hur jag har blivit efter UMS, men nu står jag på mig mot chefer.

Idag använder jag fortfarande vissa saker från UMS-programmet. Citronvatten dricker jag varje morgon. Ingefärsshots ska jag göra till vintern. Ingefära, vitlök och gurkmeja äter jag varje dag.

Jag får fortfarande ta det lite lugnt och påminna mig själv, att jag har varit sjuk i flera år. Jag vill inte åka dit igen.

Tack, Lena du har vänt mitt liv till det bättre.
Mvh
Monika
Jag frågade Monica i april 2022 hur hon mår nu, flera år senare.

"Nu mår jag ganska bra, jämfört med förut, och jag arbetar heltid igen. Jag var sjuk från 2007 till 2020. Under den perioden var jag sjukskriven för utmattning och arbetsrelaterad stress tre gånger. Mina sjukdomsrötter var mögel- och medicinförgiftning."

Berit Roth vill ge sjukdomen ett ansikte

UMS-medlemmen Berith Roth har talat ut i Haparandabladet om sin utmattning, och om UMS.

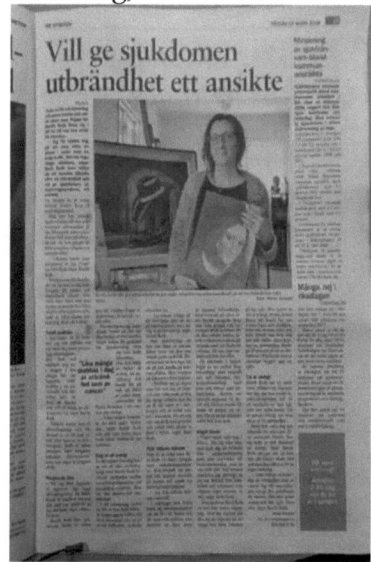

Det är nog så att vi måste "leverera" många friska, innan tankbåten kan vändas, från "det är psykisk ohälsa" över till "bäst vi utreder för det kan vara väldigt mycket; mögel, parasiter, koppar-uran-förgiftningar, aparta virus".

Jag frågade inför denna e-bok hur det är nu många år senare:

"Jag mår rätt bra, men har stannat på 50% jobb! Det känns att det räcker för mig! Jag har jobbat halvtid sen 2018!

Jag gick bara vara sjukskriven tre månaderna sen jagade Försäkringskassan en med blåslampa!

Jag hade dock en väldig tur att jag hade en mycket hjälpsam människa på Arbetsförmedlingen som hjälpt mig med ett stort team men läkare, sjukgymnaster, arbetsterapeuter och säkert tjugo personer som varit inblandade fram till 2019 då jag fick beviljat 50% sjukersättning.

Jag gick i arbetsträning hela tiden tills jag blev anställd 2018. Jag fick inte vara sjukskriven fast jag verkligen hade behövt vila ett par år!

Läkningen tog betydligt längre tid! Jag sålde mitt hus 2018 och hamnade i en lägenhet som hade en mögel- och vattenskada (!!!) Flyttade ut efter ett år då det uppdagats en stor skada i mitt kök!

Jag mår betydligt bättre nu, har börjat orka med styrketräning, och klarar mitt jobb bra! Jag byter jobb nu i juni dessutom!

Jag hade en väldigt stor nytta av Utmattningsskolan! Hjärndimman försvann först och främst i kurs 1! Jag fick en förståelse för hur farligt mögel är, och en massa andra saker och började äta bättre och renare, så mitt hår och naglar började växa bättre!

Sen att jag tog mig till sjukhuset i Indien, som UMS samarbetar med, i kurs 3, det var det andra stora som hände efter det att hjärndimman försvann redan hemma, och att flytta från mögel!

Hemkomsten efter Indien var fantastisk! Jag orkade betydligt mer, kunde så sakteliga börja sjunga igen vilket jag inte alls hade orkat innan! Jag orkade knappt prata innan resan!"

Hur är det med de som lämnat oss?

Nu är det nog så att de som lämnat oss gör det rätt ljudlöst men några av dem har jag talat med.

- Jobbigt att byta ut den sen 30-40-50 år igenkänningsbara huvudvärkstabletten mot vatten och salt!

- Jobbigt att inte köpa kemikaliejordgubbar...

- Jag tror inte på det där...

> Jag kan bli trött, led och uppgiven. men inte så att jag bara vill få kasta in handduken längre. DET är jag evigt tacksam till DIG för!
> Du har räddat mitt liv, jag kunde aldrig ha fortsatt så som det var. TACK!
> Nervpirrningarna och ledsmärtorna är nästan borta. Ont handlederna har jag haft nästan 10 år. Nu känns de lätta.

Men, ska man nå dit kvinnan ovan befinner sig måste man lära sig en massa nytt, och byta ut en produkt i taget, rensa hela sin boendemiljö från gifter, och uppförsbacken känns seg för det tar ett tag innan belöningen kommer i form av välmående.

Vi tolkar drabbade snabbt utifrån socialt-psykiskt-perspektivet som lata, dumma, knepiga. Men det som har hänt dem är förmodligen att deras tallkottkörtel är helt ur led. Den anses vara en av människans viktigaste organ, och ny forskning visar att den som enda organ i kroppen[6] är sammankopplad med kroppens samtliga celler.

Jag kommer att sätta mig under år 2023–24 och intervjua mängder med asiatiska läkare för att se dels om jag ser och känner rätt, och om jag kan skapa en pre-UMS-kurs, som botar bara störningen i den körteln.

Just nu är denna bok mitt första försök i den andan. Vi får se om de botades berättelser kan få många över tröskeln, och eliminera felkännandet som följer med en trasig körtel.

Man vet redan att gifter försvagar den, och dit räknas också alkohol, vilket förklarar att ett missbrukssymtom är att de kemiskt beroende i princip alltid känner fel.

I spellistan på YouTube finns ett par videos om saken.

Därför har de som redan är friska en mycket stor betydelse, och flera av dem ser jag ibland att de svarar nya i Facebookgrupperna, och det var inga problem att få intervjua dem nu, och jag är djupt tacksam för att de har ställt upp.

Jag inser att bara mitt namn väcker minnen från sjukdomsåren...

De flesta människor har normalt sett ett enormt motstånd mot att byta vanor, och i det här fallet blir man lätt sin egen fiende och många litar blint på de provsvar vi får.

---

[6] http://utmattad.net/wp-content/uploads/2022/05/Tallkottkorteln---kroppens-fabrik-av-22manna-fran-himlen22-1.pdf

74

Jag har enbart med sjuka att göra som ändrade livsstil – och som ville förändra. Jag vet inte hur många som *inte* går in i skolan, och som tänker;

- Men Gud, ska man behöva lyssna på engelska också! Klicka på ett hjul på videons nederkant, och begära översättning...

Den gruppen hör aldrig av sig till mig, och gjorde den det skulle jag nog svara;

– Var tacksam! Var väldigt tacksam för att jag visar videos på engelska, och inte på hindi eller mandarin, ty boten finns väldigt ofta i Asien.

Jag hade en anhörig, medicinförgiftad som få, som fick samtliga kurser av mig, men som aldrig tog sig ur den västerländska pillerlösningen, och det rörde sig nog om tre bärkassar per månad. Vederbörande avled den 24 mars, och blev 61 år.

Bot finns ute i världen mot "utmattning" och skolan har tagit hem den. Forskare i Sverige har talat ut om att man inte har någon bot, ingen har botats, och det beror bland annat på att man behandlar symtomen solitärt. Man tror också felaktigt att det är "psykiskt", "arbetsrelaterat" eller "socialt".

Det borde alltså inte vara några problem alls, att kasta sig in i programmet, och om jag enbart håller mig till min anhörige, som kände mig, som fått alla kurser, och som avled så kan jag säga att där fanns enormt många tecken på att just tallkottkörteln var helt neddrogad.

Om den då styr det vi kallar för sunt förnuft, intuition, så sitter man i sjön även om man känner mig, gillar det jag håller på med, har access till skolan, därför att man inte kan bedöma verkliga faror längre.

Jag själv friskskrevs våren 2016

Jag var då möjligen den ende, eller en av väldigt få, med svenskt medborgarskap som var botad.

Vi har en inflammation i Hippocampus i hjärnan. Den del av hjärnan som är som ett slags brygga, och ett symtom är att vi glömmer. Det bildas inga "nya" minnen, och vi är många som inte minns sjukdomsåren alls eller vagt.

Hippocampus tar emot information ifrån olika hormoner och fattar beslut. Binjuren, som man ofta talar om, lyder enbart order.

Hippocampus reglerar temperatur, blodtryck, sexlust, hormoner, blodsocker med mera, och många kan få förhöjda värden.

Doktorer vi använder oss av via videos beskriver den inflammation vi har och alla känner igen sig.

Doktorn i Sverige bör veta att andningsproblemen får vi för att vårt PH-värde är fel, och man kan ställa diagnos genom att be en person springa upp för en trappa – det klarar inte vi.

Be inte en misstänkt sjuk göra det för en del av oss svimmar, och bryter armar och ben av oss. Vi har en medlem som bröt ryggen då hon föll, och som hade avkrävts motion.

Mitt intryck är att i Sverige behandlar man andningsproblemen som "astma", och det lär inte bota ett felaktigt PH-värde, och den obefintliga sexlusten, liksom den minskade toleransen, får man till att det är "psykiskt" eller "socialt" och så skickar de in folk på psyket eller till en terapeut.

Blodsockersvägningarna får man till "diabetes", och skiftningarna i blodtrycket ger man medicin för, bukfettman vill man bota via motion, och så vidare, och vi blir aldrig friska.

Ingen som har blivit det i Sverige heller, enligt forskarna. Man kan inte dutta med symtomen utan det krävs en helhetsbild och ett helhetsgrepp, och den ger skolan.

Forskare säger: *"Idag finns det ingen konsensus kring exakt hur utbrändhet ska behandlas, även om man vet att bland annat teamrehabilitering och arbetsinriktad rehabilitering kan göra folk bättre. Metoder som används är bland annat avspänningsövningar, kognitiv beteendeterapi, sömnskola och coachning."*[7]

---

[7] https://utmattningsskolan.se/wp-content/uploads/2022/05/Sa-forandras-hjarnan-vid-utbrandhet.pdf

De vet inte, med andra ord

Många berättar också att de får psykofarmaka, terapier, tvingas arbetsträna, gå med stavar, osv. Det biter illa på hormonrubbningar, inflammationer i hjärnan och förgiftningar.

Vi kan konstatera att det finns ingen bot alls i Sverige

Och eftersom man inte kan bota det får folk återfall, och då blir det värre, säger forskaren.

— Det är det som är det värsta med det här — den som en gång har blivit utbränd bär med sig en sårbarhet och blir väldigt lätt dåliga igen. Om det händer så finns risken att de brakar ihop fullständigt. Så prognosen är tyvärr ganska dålig, därför gäller det att gå försiktigt fram och inte ha för bråttom tillbaka till jobbet. I många fall är byte av arbetsplats helt nödvändigt.

Inte orsaker alls, det är symptom

En ville att jag skulle knyta ett grupprabattsavtal med så kallade funktionsläkare, som i allmänhet är bättre för de härmar asiatisk medicin och tänket, och har alltså lämnat den kemiska medicinen.

Jag utredde därför deras hemsida, och fann att de behandlar symtom, inte alls orsaker.

Är svartmögel, finns videos om det i YouTube listan, orsaken måste bostaden i allmänhet bytas, eller en innervägg rivas, för att få bort svartmögel och alla möbler, kläder, allt saneras.

Är orsaken uran i eget brunnsvatten måste man sluta hämta vatten där. Är orsaken koppar måste kopparspiralen ut eller kopparrör i huset bytas ut.

De radar alltså upp symtom, och de kan säkert trycka ner eller lindra dem, men de tar inte bort orsaken och frisk blir ingen innan orsaken är undanröjd.

Däremot har jag sett via deras nyhetsbrev att de är 100% på det klara med att "inflammationer är alla sjukdomars moder", som de bland annat har förkunnat.

"Hjärndimma - orsaker

Stress: Långvarig stress har negativa effekter på hjärnan. Man har även kunnat påvisa samband mellan långvarig stress och skador på den delen av hjärnan som är kopplad till minne - hippocampus. Därför är hjärndimma i många fall stressrelaterat.

En tarmflora i obalans: Det kan kanske tyckas långsökt att förklaringen till hjärndimma skulle återfinnas i magen, men faktum är att det finns en stark (och vetenskapligt bevisad) koppling mellan tarmflora och kognition. En dålig tarmflora kan med andra ord leda till olika former av kognitiva svårigheter, varav hjärndimma är en.

Näringsbrister: Framför allt B12-vitamin har stark koppling till nervsystemet. Vi ser ofta att vegetarianer och veganer har brist på B12, men det kan förekomma även hos den som är allätare.

Dålig sömn: Sömnen är A och O för att hjärnan skall kunna återhämta sig. Det är därför inte förvånande att sömnstörningar ofta är kopplade till diverse psykiska sjukdomar. Högkvalitativ sömn är absolut nödvändigt för att din hjärna skall fungera på topp.

Livsmedelsöverkänslighet: Överkänslighet mot olika livsmedel och tillsatser kan påverka ditt allmänna hälsotillstånd och inte minst din hjärnfunktion.

Obalanserade hormoner: Hormonella förändringar kan sannolikt bidra till hjärndimma.

Anemi: Anemi (blodbrist) leder till sämre syretransport i kroppen och allmän trötthet. Anemi är oftast orsakat av järnbrist men kan också vara kopplat till B-vitaminbrist och kronisk inflammation.

Insulinresistens och övervikt: Det finns en stark koppling mellan insulinresistens och kognitiv nedsättning. En välfungerande metabolism är nödvändig för att din hjärna ska fungera optimalt, både på kort och lång sikt. Det finns även studier som visar att den inflammation som är associerad med övervikt kan påverka hjärnan negativt."

Det är symtom, inte orsaker, och det är en väsentlig skillnad. Svartmögel bakom en vägg är en orsak, liksom uran i det egna brunnsvattnet, eller koppar som söndras ut i gamla kopparrör.

Det har blivit många texter om mögelförgiftning, men det beror inte på att jag är överförtjust i det ämnet, utan på det faktum att den förgiftningen toppar listan över de gifter medlemmarna har hittat.

Sjuk i 17 år, nu föreläsare

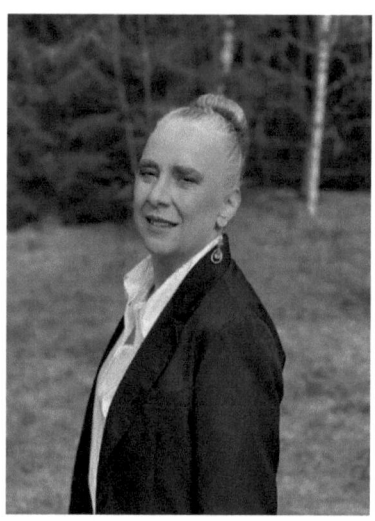

Det var 2001 som jag först "gick in väggen" rejält. Jag kraschade totalt, hela min tillvaro drogs ihop till ett mörker. Jag hade absolut ingen anledning att tro något annat än att det var stress och enbart psykiskt.

Det var "självklart" att det var arbetet, hemmet, livsförhållandena, som faktiskt var katastrofala vid den här tiden. Jag lovar, det var inte svårt att tro att min sjukdom berodde enbart på stress.

Jag har aldrig under de femton åren som sjuk mått bättre än vad någon gör två veckor efter en kraftig influensa. Men när man mår så pass bra så anses man ju nästan som frisk, man ska tillbaka i arbete till en del i alla fall. Det var jag en period mitt i de här sjukdomsåren. Jag kämpade med lönebidrag och återkommande sjukskrivningar. Jag rasade ihop totalt ett antal gånger per år.

Men enligt läkarna ansågs jag vara så frisk som jag någonsin skulle kunna bli. Sedan började det långsamt bli värre igen, trots att jag då hade vänt mitt liv så mycket till det bättre, suveränt stressfritt arbete som jag stormtrivdes med, förstående chef som justerade arbetsuppgifterna så fort jag blev sämre, bra kollegor, fantastiska vänner, bra relationer överlag, tryggt hemförhållande med stabil, bra partner och trygg i mig själv. Trots alla redskap jag fått genom åren i hur man ska hantera stress så blev jag bara sämre och sämre.

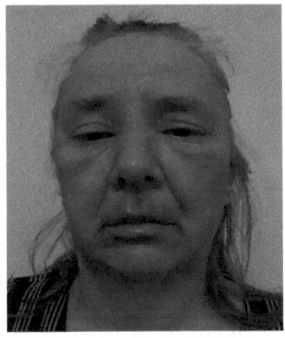

Jag har haft väldigt dåligt minne under de här femton åren, emellanåt har jag totalt glömt saker som jag gjort. Mina barn och vänner brukar ibland tala om saker där jag inte har en aning om vad de pratar om. Det finns luckor från mina sjukdomsår som är helt svarta.

Min kod till betalkortet bara försvann ur min hjärna en dag, en kod som jag hade haft utan problem i många år och jag var tvungen att beställa ett nytt kort. En gång strax innan min stora krasch 2001 kom jag i en korsning här i närheten där jag bor och hade absolut ingen aning vart jag var på väg. Jag visste inte om det var morgon eller kväll, om jag var på väg till jobbet, affären eller dagmamman.

Jag var tvungen att titta efter i baksätet om jag hade något barn med mig.

Alla rutiner som man vanligtvis gör automatiskt, som att borsta tänderna eller krydda maten var borta. Jag hade ett sömn-/vilobehov på minst 16 timmar dygn för att fungera någorlunda, dvs. kunna göra något litet överhuvudtaget. Men jag sov aldrig en hel natt, vaknade många gånger och saknade helt djupsömn. Dubbelslag eller oregelbundna hjärtslag, konstant ångest, panikångest. Jag var fumlig, tappade saker, slog i och slog sönder. Jag hade yrsel, det var obehagligt att gå i trappor, kändes som jag skulle tappa balansen. Någon gång föll jag också handlöst, tack o lov inte utför någon trapp.

Gjorde jag något för mycket, det vill säga något som egentligen är normalt att klara av, så fick jag speedade stresspåslag där jag inte kunde sova alls på natten efteråt. Jag hade en mage som stod och skrek i fyra hörn. Huvudvärk, ögonmigrän, ljud och ljuskänslig...

Jag var som i ett fängelse i min egen kropp och jag fantiserade om ett trollspö som kunde befria mig från alla plågor, men det verkade vara omöjligt. Jag nämnde influensa innan, blanda sedan in baksmälla, en rejäl en, som om du supit i en vecka, fast du inte har druckit alls, och sedan några portioner senildemens så har du konceptet. Dag efter dag, vecka efter vecka, månad efter månad och år efter år.

När jag "firade" fjorton år som sjuk började jag för första gången under alla dessa år tvivla på att jag någonsin skulle bli frisk igen. Jag blev utredd av företagshälsovården våren 2016.

Beskedet blev att läkaren inte hade sett någon med min sjukdomsbild eller sjukdomshistoria någonsin bli frisk. Jag fick diagnosen utmattningsdepression, för annars trodde läkaren inte att jag skulle få sjukpenning, vilket ansågs vara livsavgörande att jag fick. Fast jag hade alla kriterier för ME/CFS, det som tidigare lite missvisande kallades kroniskt trötthetssyndrom.

Jag hade även grav PTSD, men jag bedömdes vara för sjuk för att klara av behandling för den med psykodynamisk psykoterapi. Läkaren ville sjukpensionera mig helt. Min arbetsförmåga bedömdes till att kunna bli som max 25 % för att jag tjatade att jag ville tillbaka i jobb. Men läkaren varnade mig och sa rakt ut att jag skulle bli helt sängliggande som en grönsak på långvården om jag fortsatte att kämpa.

Sommaren 2016 fann jag Utmattningsskolan.se via en grupp på Facebook. Jag gick med och provade skolan på webben, trots att det mesta jag trodde och visste om utmattningssyndrom ställdes på huvudet. I början kändes mycket konstigt och annorlunda i tänket, men det var ingenting som var dyrt inte heller någonting som var farligt. Jag hade ju inget som helst att förlora. Mina framtidsutsikter var, som sagt, inte så lovande.

Vanliga vården hade ju inte heller någon som helst hjälp att ge.

I Utmattningsskolan sägs det att utmattningssyndrom beror på inflammation i hjärnan, och det kunde ju lugnt stämma med mitt mående, min hjärna kändes som att den var kokt i ständig feber. Efter två veckor märkte jag första effekten av råden i skolan. Men det tog femton veckor innan min hjärna var tillbaka någorlunda. Då kunde jag tänka, men jag var fortfarande fruktansvärt trött.

Jag hade ställt in mig på att det skulle ta tid, att det inte var någon quick fix. Hade jag nu varit sjuk i femton år så kunde jag lugnt ge det två, tre år för att se om jag eventuellt kunde bli att må bättre.

När hjärndimman var borta och jag kunde tänka igen var det dags att leta grundorsaker med skolans hjälp och klura ut varför och hur just jag blivit sjuk.

Det tog ganska precis två och ett halvt år för mig i Utmattningsskolan innan jag kunde räkna mig som helt frisk. I januari 2019 kunde jag helt säga upp samarbetet med Försäkringskassan. Nu är jag tillbaka på heltidssysselsättning. Läkaren som dömde ut mig, tittar på mig som att jag är ett vandrande underverk. Men är det någon som lyssnar på oss?

Vissa saker som jag har provat förut har jag hittat igen i Utmattningsskolan. Men tidigare har det varit som att rycka hit och dit i lösa trådar lite hur som helst och utan sammanhang. Det är först genom utmattningsskolan som jag har hittat något som haft en helhet och en röd tråd att följa och som har fungerat över tid.

Från en del får jag höra när jag berättar vad jag gjort för att bli bättre "Klart att det fungerar om du tror på det." Jo, placeboeffekten, tankens kraft är inte att förakta, det kan läka mycket. Positivt tänkande är viktigt, utan det hade jag nog inte överlevt eller orkat leta lösningar. Men att enbart tänka hjälper inte. Och jag har verkligen trott på ALL behandling genom de här femton åren, från SSRI till terapi, till vitaminer, till meditation och positivt tänkande. Så om SSRI och terapi hade hjälpt mig i min sjukdom, så hade jag varit frisk för länge sedan.

Jag har genom åren gått i terapi, ätit antidepressiva läkemedel, stresshanterat, haft kognitiv beteendeterapi, andats, slappnat av, bearbetat, byggt självkänsla och självförtroende. Förändrat och vänt runt hela mitt liv, i och för sig till det bättre. Faktiskt till att bli riktigt bra.

Jag ändrade även kosten, såg till att äta bra. Jag trappade själv ut SSRI och åt i stället B-vitaminer som fungerade bättre. Läste om Candida, allt stämde, slutade med socker och snabba kolhydrater. Blev bättre av det, ett tag. Allting var så, jag blev bättre ett tag för att sedan rasa ihop igen.

En av mina sjukdomsorsaker var en fläck på väggen hemma, den var helt torr, det luktade inget, en gammal åtgärdad vattenläcka från taket, ingen fara alls typ. Sedan jag flyttat in i huset hade jag långsamt, långsamt blivit sämre igen i mitt utmattningssyndrom, ökad trötthet, huvudvärk, kronisk snuva, ofta ögonmigrän. Jag tänkte inte på mögel.

När vi öppnade väggen så var det alldeles svart bakom, svartmögel. Sedan sanerade vi, tog bort allt skadat material och behandlade med mögeldödande medel.

Jag fann via analys även tungmetaller uran som man först på senare år börjat mäta i dricksvatten och bara om man ber särskilt om att de ska mäta det. Man säger att man inte vet hur det påverkar människor eller vilken dos som är skadlig.

Det upptäcktes också att jag hade grov näringsbrist, en mage som inte tog upp näring som den skulle, trots bra mat.

Den svenska sjukvården verkar inte ha tillräcklig mögelerfarenhet. Till exempel när jag berättade för min läkare på vårdcentralen att jag trodde det var mögel som var orsaken att jag rasade och blev sjukare igen, så sa läkaren "Visst, mögel kan påverka." och i nästa andetag frågar läkaren mig "Har du haft en traumatisk barndom?" I Sverige är det så inpräntat, inbankat och "bestämt" att de här symtomen enbart är psykiska, så man ser inget annat. Inte ens när det borde vara uppenbart.

När jag även berättade om min kroniska snuva och slemmet i halsen borde väl en läkare förstå? Jag vet att det finns de läkare som kan det här. Men jag fick recept på Bricanyl inhalator och kortison. Och så skulle jag ha samtal med en kurator. För min kroniska snuva!?

Jag har inte haft en enda tillbakagång i mitt mående sedan jag startade i utmattningsskolan och knappt några sjukdagar alls sedan jag kunde förklaras som frisk i januari 2019.

Det trots att det varit hårda strider under min tillfrisknanderesa, med Försäkringskassan och Arbetsförmedlingen, som kunde ha krossat vem som helst. Tack och lov hade jag en chef som slogs med näbbar och klor för min skull. Samt en läkare som gjorde samma sak tills den förmodligen blev nypt i örat av Försäkringskassan och troligen var tvungen att försöka hantera situationen utan att riskera att bli av med sin läkarlegitimation.

Som tur var blev jag tack vare UMS friskare och friskare under den här perioden och kunde steg för steg gå tillbaka i arbete. Vad som skulle ha hänt med mej i det här läget om jag inte haft utmattningsskolan törs jag inte tänka på. Men det var ändå tufft och väldigt forcerat.

De riskerade att spoliera hela min behandling som jag dessutom bekostat helt själv. Men det här är en historia som jag kommer att berätta mer om en annan gång.

Min mage fungerar numera liksom min hjärna, min sömn och återhämtning, och jag har läkt och fått mer och mer energi under åren sedan 2019. Nuförtiden, säger min kropp att jag kan röra på mig. Ut och gå komma i gång. När jag var sjuk var det katastrof de gånger jag försökte, det resulterade i yrsel, att jag ramlade och föll handlöst med skrubbsår och brutna revben som resultat.

Jag var trettiosex när jag brakade in i väggen och innan dess var jag sedan tonåren trött, rasade ihop med jämna mellanrum och orkade ingenting. Mina kompisar klagade på mig när jag var i tjugoårsåldern "Du är alltid trött!"

Jag fann via analysen vi gör i kurs 3 även skyhöga halter av uran som man först på senare år börjat mäta i dricksvatten, och bara om man ber särskilt om att de ska mäta det. Man säger ofta att man inte vet hur det påverkar människor eller vilken dos som är skadlig.

Uran är det som jag misstänker som är min ursprungliga sjukdomsorsak. Uppväxt som jag är i en bergsby med höga halter av uran i dricksvattnet. Och sedan bosatt i många år i Sundbyberg, där de var tvungna att flytta ett bryggeri på grund av de höga uranhalterna i vattnet. Men befolkningen kan dricka det? Och senare tillbaka till gruvbygden igen...

Mögel kom in som sjukdomsförvärrare för mig först cirka tio år senare.

Så, så här bra som jag mår nu har jag inte mått under hela mitt vuxna liv.

Jag har så mycket att ta igen att ibland tar jag i lite mycket, tur att återhämtningen numera fungerar. Jag har inte längre en antydan till "utbrändhetmåendet" och jag kan varva ned och sova gott om natten även när jag varit i gång mycket.

De psykiska symptomen såsom ångest, panikångest och även min PTSD har försvunnit. Det utan någon som helst terapi under de här åren som jag följt UMS.

Jag tänker numera grundorsak, inte enbart symtom och hur jag kan åtgärda problemet, som när jag börjar få ont över bröstet, tänker jag först ångest, stress och jobbet. Sedan funderar jag på kaliumbrist, eftersom jag haft det förut. Så använder jag lite kaliumsalt i maten eller äter lite tillskott.

Och smärtan över bröstet försvinner oavsett om det stressiga förändrats eller inte. En smärta jag tidigare haft i över femton år och trott varit psykiskt. Men där är det viktigt att man vet att man har brist, eftersom för högt kalium ger liknande symtom och både för högt och för lågt kalium är farligt för hälsan. Det gäller det mesta av våra mineraler, det är viktigt med balans. Väldigt viktigt även att kolla av lilla hjärtat och inte som jag och vården tillsammans avfärda symtomen som psykiskt under alla år.

Det första som säger ifrån om jag inte sköter mig är min mage, och jag lyssnar numera på den och vet vad jag ska göra för att rätta till. Är det en förkylning eller magsjuka som lurar, så går jag in i utmattningsskolan och läser på, och kurerna som finns där fungerar.

Huset är fixat vad det gäller mögel, jag mår bra i det. Jag har en väninna som hälsade på som är mögelskadad och hon kände sig betydligt bättre i vårt hus än hemma hos sig, så det verkar att ha fungerat.

Jag har blivit frisk från en sjukdom som inte finns med metoder som absolut inte kan fungera. De enda inom vården som brytt sig om mina resultat och velat veta vad jag har gjort är experterna som utredde och dömde ut mig, de som såg på nära håll vad som hände. De såg hur fruktansvärt sjuk jag var och hur mirakulöst frisk jag faktiskt har blivit.

Allt fler dör av ökänd medicin i Sverige

TT Nyhetsbyrån - 24 apr.

Obehaglig erfarenhet

Förskrivningen av den ökända opioiden oxikodon har ökat i Sverige. Det har lett till ett ökat antal dödsfall, framför allt bland kvinnor och äldre, visar en ny studie[8].

Kvinnor blir snabbare sjuka av förgiftningar, och enligt de läkare som jag arbetar samman med beror det på att vi har en mindre mängd blod. Det går snabbare att förgifta en kvinna än en man i allmänhet.

Inom UMS har vi haft ett dussin män, men kvinnor är absolut i en klar majoritet, och av samma skäl? De insjuknar snabbare, och tål mindre.

De som kallas för utmattade är en grupp som nästan känns jagade av receptblocken, och jag har varit i kontakt med Socialstyrelsen, som bestämmer, och de lyssnar möjligen artigt. De borde ändå känna till att inflammationer är i princip alla sjukdomars moder.

Någon sa mig att mellan 250 000 och 350 000 svenskar kan vara "utmattade".

Det tror inte jag räcker, och jag tänker på Aftonbladets påstående från år 2002 att en miljon skulle ha varit drabbade då av sjuka hus.

---

[8] https://utmattningsskolan.se/wp-content/uploads/2022/05/Allt-fler-dor-av-okand-medicin-i-Sverige.pdf

Min nu snart sjuåriga erfarenhet säger mig att mögelproblemet döljs via en kraftig avkapning av den internationella symtomlistan. Eller, som en sjuksköterska på ett stort sjukhus sa mig:

-Allt vi inte vet vad det är skottar vi till psyket.

Jag tror att Socialstyrelsen skulle behöva lyssna väsentligt bättre än enbart artigt: Kraftig minskning i medellivslängd – Sverige sticker ut.[9]

I spellistan på YouTube finns en video titlad: "Brain on Fire Webinar - Brain Changes in Mold Illness with Dr. Mary Ackerley", som redogör för allvaret:

En medarbetare till mig, som hade turen att känna mig som kan mögel, skrev: "I februari hamnade jag på golvet, minsta millimeter jag rörde mig krampade ryggen så pass att jag svimmade.

I sex timmar låg jag där innan ambulansen pumpat mig så full i diverse mediciner att de över huvud taget fick röra mig, än mindre kunde flytta mig till sjukhus.

Sedan dess är jag nedsatt i både ork och muskler, konstant domning i benet med mera."

Han fick också opioiden oxikodon, men tackade nej lite senare. Jag visade den internationella symtomlistan för denne min insjuknade medarbetare, som ansåg att 20 punkter stämde in, och ett barn har fått diagnosen ADHD, och som man medicinerar med amfetamin.

---

[9] https://utmattningsskolan.se/wp-content/uploads/2022/05/Kraftig-minskning-i-medellivslangd---Sverige-sticker-ut-Nyheter-Ekot-Sveriges-Radio.pdf

Anticimex mätte mögelvärdet, över 1.5 är ovanligt, över 2 är inte bra och luften är hälsovådlig över 3.0. I luften hade familjen 4.2 och i väggen 18.7.

De flesta UMS:are har fått psyk- sociala diagnoser, och jag själv ansågs ha arbetat för mycket, och samtliga har vi hittat rotorsaken och den har aldrig varit psykisk-, social- eller arbetsrelaterad.

Jag blev varnad

Det fanns flera i min närmsta omgivning som varnade mig då jag nämnde att jag tänkte skapa en utmattningsskola på Internet, och de menade på att "det är bara psykfall".

En medlem i Anonyma Alkoholister, som hade 25 års nykterhet bakom sig, sa mig att aktiva alkoholister är utbrända! Vederbörande bad att få vara med i starten, och se vad folk skrev, och ringa in sina ännu druckna "kolleger", som förväntades leva om med mig. Det fanns under den första tiden ingen.

Vi har haft tre individer under det första året där såväl min AA-vän som jag själv misstänkte hade missbruksproblem, och vi har haft nån med en "riktig" psykosdiagnos, och under sex år i juli 2022.

Det är således fyra individer på sex år, 0,66 individer per år, och nog för att de var besvärliga, men de välte ingalunda skutan.

Det är 2 954 individer som har varit i kontakt med UMS, och av dem var då fyra problematiska, och de övriga 2 950 individerna har haft samma attityd som de medlemmar som talat ut i boken har.

Jag vet inte hur utbredd uppfattningen är att "det är bara psykfall" kan vara? Men om den är vida spridd vill jag nog påstå att det är en ren myt.

Å andra sidan finns det nästan inga rena aktiva alkoholister, de flesta är blandmissbrukare, och UMS har inga medicinskåp varför vi är rätt ointressanta för den gruppen.

Däremot är det ingen myt att många har psykiatriska diagnoser, och det är nog som en sjuksköterska sa mig:

-Det vi inte vet vad det är skottar vi till psyket.

Mögelförgiftningar, till exempel.

Humanitär stormakt?

Jag frågade en av våra veteraner, sjuk i mer än tio år men nu frisk via UMS-metoden, och jag fick svaret:

"Man lägger ett väldigt stort ansvar, och belastning på individen själv. Det är psykiskt, det sitter i huvudet, det är ens eget tänk som gör en sjuk.

Och om det är så, så måste man ju bara kunna ändra på det och bli frisk!? Ansvaret ligger helt hos den sjuke.

Tänk att säga så till en cancersjuk? Eller en som ligger sjuk i feber och influensa? Eller till någon som har en riktig psykisk diagnos, säg schizofreni.

Klart att tanken och attityden spelar roll, tankens kraft är stark. Men den rår inte på fysiska sjukdomar, även om den kan hjälpa till att hantera dem bättre. De med utmattningsdiagnoserna i Sverige får alla höra att det är deras eget fel att de är sjuka.

Många i omgivningen ser det som en ren inbillning, "Ryck upp dig!" "Hur länge har du tänkt att vara sjuk?" "

En stor förklaring till UMS framgångssaga är nog att de sjuka, som mött mina texter med automatik också läser en författare som vet att utmattning är fysiskt orsakat, och att symtom strålar ut bland annat ifrån en inflammerad hippocampus.

Hela UMS är också uppbyggt som ett slags självhjälpsgrupp, nya frågar i Facebookgrupperna, gamla svarar, och om ingen svarar gör jag det samt då jag blir direkt tilltalad:

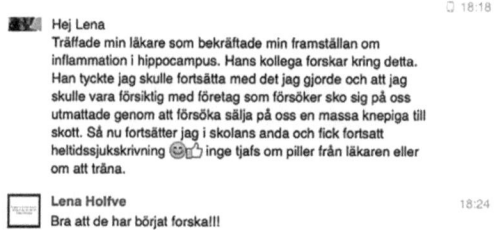

Men, man blir inte frisk av att hänga på Facebook... Det är i skolan man ska gå, utmattningsskolan.se, och efter sex år stängde jag vår Facebookgrupp kallad "Stora skolgården" därför att det fanns sjuka som uteslutande höll sig där, och det blir man inte frisk av.

Jag träffade också en kvinna som meddelade mig att hon var UMS-medlem, och jag kunde inte hitta henne i skolan! Hon uppfattade sig som UMS:are för att hon hängde i vår största Facebookgrupp, och hade gjort i åratal.

Vi har också debattförbud i hela skolan, utom i slutstadiet, och med tanke på att många har hjärndimma.

Det finurligaste med skolan är att det är en databas, en utbildning, varför det inte ens behövs mer än så. Jag botar ingen, alla botar själva, själva, genom att följa det program alla medverkande i denna bok har talat om.

UMS-ambassadörerna

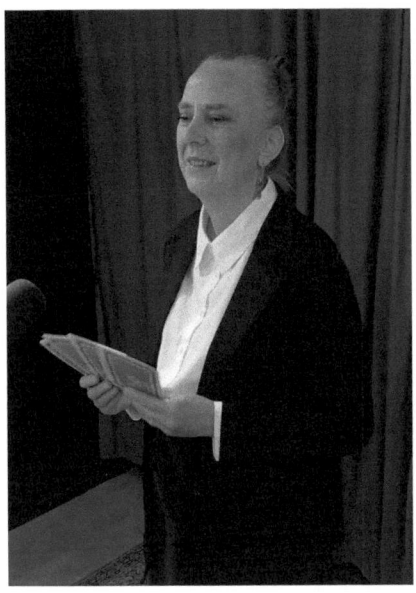

Det är tre individer just nu som planerar att bli UMS-ambassadörer på allvar. Två av dem är på tankestadiet fortfarande och Petrea K Marklund har nått handling:

Vi är nu där att vi vet att UMS-programmet håller, och Petrea, som är lärare i botten, har precis börjat att föreläsa.

Petrea når man lättast via e-post: **petrea@utmattningsskolan.se**

YouTube: - **youtube.com/c/PetreaKMarklund**

Facebook - Utbränd till ett liv- **fb.me/petreakmarklund**

Linkedin: - **www.linkedin.com/in/petrea-k-marklund-9b833890/**

Instagram - **www.instagram.com/utbrand_till_ett_liv**

Press- och intervjuförfrågningar; **kontoret@utmattningsskolan.se** och huvudansvarig är Petrea K Marklund.

Vi har många medlemmar, som gärna berättar sin historia!